SORDERA Y LENGUAJE

Neurociencias y Logogenia
Experiencias lingüísticas con niños sordos

Patricia Salas

SORDERA Y LENGUAJE

Neurociencias y Logogenia
Experiencias lingüísticas con niños sordos

Editorial Brujas

Título: *Sordera y lenguaje:*
Neurociencias y logogenia. Experiencias lingüísticas con niños sordos.
Autores: Patricia Salas

Salas, Patricia
Sordera y lenguaje : experiencias lingüísticas con niños sordos. Neurociencias y logogenia . - 1a ed. - Córdoba : Brujas.
122 p. ; 24x16 cm.

ISBN 978-987-591-613-5

1. Sordera. 2. Capacidades Diferentes. I. Título
CDD 419

1° Edición.
Impreso en Argentina
ISBN: 978-987-591-613-5

ENCUENTRO Grupo Editor
Editorial Brujas
Miembros de la CÁMARA ARGENTINA DEL LIBRO

www.editorialbrujas.com.ar publicaciones@editorialbrujas.com.ar
Tel/fax: (0351) 4606044 / 4691616- Pasaje España 1485 Córdoba–Argentina.

Para ustedes, docentes y terapeutas
que dedican su vida a comprendernos.

Índice

Palabras preliminares

En este libro intento reunir años de estudio sobre la sordera y el lenguaje. No sabría cómo computar ese tiempo; por un lado cuenta la historia de mi vida como sorda y por otro, la experiencia académica estudiando esos temas.

Mi sordera no es de nacimiento; perdí casi el ochenta por ciento de la audición de ambos oídos a la edad de cinco años, aunque por mucho tiempo quedaron algunas frecuencias graves que me permitían percibir sonidos tales como un golpe en la madera, un ladrido, el ruido de un auto que pasa por la calle. Carezco de diagnóstico sobre las causas de la pérdida auditiva, los médicos que me vieron desde los cinco años hasta hoy han aventurado muchas hipótesis: remedios ototóxicos tomados en la primera infancia, que quizá nací con algún nervio débil que luego terminó dañándose del todo o que en realidad llegué al mundo oyendo solamente algunas frecuencias graves y eso me permitió aprender a hablar tempranamente, antes de perder más audición. Tan difícil era dar con el diagnóstico adecuado que mi familia, luego de consultar a especialistas del lugar y de otras provincias y de esperar milagros o la cura de algún chamán local, tomó conciencia de las dificultades que me generaba la sordera recién cuando tuve once años. A partir de entonces comencé a usar un audífono en el oído derecho.

Aprendí a leer los labios sin instrucción profesional; como una necesidad de supervivencia. No puedo recordar cómo ni cuándo adquirí esa habilidad, nadie me enseñó ni tampoco vi en mi infancia alguien que fuera sordo e hiciera lo mismo. Naturalmente surgió esa forma de comunicación familiar; me hablaban de frente, modulando y lentamente. Así crecí, sin sentir barreras. En un entorno rural, pequeño y con pocos amigos.

Cuando usé el primer audífono equiparon el oído derecho –el izquierdo, decían los especialistas, no me servía–. Era un aparato retroauricular que se presentaba entonces como un gran avance científico y estético respecto a los audífonos de caja –no quería que me pusieran aquellos– y, si bien fue un gran cambio en mi vida empezar a usarlo –e intentar asumir la vergüenza que sentía al hacerlo–, lo que oía con ese aparato no era suficiente para entender el habla sin mirar los labios. Con lectura labial y audición ambiental[1] cursé parte de la escolaridad primaria en una escuela rural, luego en un colegio privado de la ciudad –para el que tuve que prepararme todo un verano pues sus contenidos eran más exigentes, además de que empezaría a tener inglés por primera vez–. La secundaria,

[1] Me refiero a la audición de algunos sonidos del entorno, que pueden oírse aunque esté afectada la zona que se corresponde con la percepción del lenguaje hablado.

a la que ingresé estrenando el primer audífono, la hice en una institución humanista que consideraba el latín y el griego como parte del currículo durante los siete años de cursado. Decidí estudiar Letras en una universidad pública; en realidad me gustaba la bioquímica, pero no se dictaba en mi provincia y hubiera tenido que cursarla en otra ciudad. En esa época mi autoestima era tan baja que prioricé las prohibiciones de un novio celoso y, por temor a que nadie más me tomara en cuenta por ser sorda, me incliné por las humanidades. Me inscribí en la licenciatura porque no me consideraba capaz de dar clases, pero luego tuve una experiencia educativa con adultos que descubrió mi vocación docente e hice el profesorado.

Siempre estudié en instituciones comunes[2]. Sobreviví a un sistema sordo a la inclusión –en aquellos años no existían las políticas de integración educativa que ahora tenemos– y hasta siento que pude vencerlo cuando defendí una tesis doctoral usando dos audífonos digitales que no me permitían discriminar las variaciones de la voz humana. Cinco personas en un jurado que hablaba español peninsular –uno de ellos con enormes bigotes– y una colega argentina –la codirectora de mi tesis– que repetía lo que los otros decían en unos labios conocidos para mí, fueron tan extenuantes que resultaron suficientes para tomar conciencia sobre algo que ya me habían anticipado diez años atrás: el implante coclear[3].

---

[2] La Educación común es la regular y aquí se considera en el sentido opuesto a educación especial.

[3] Tecnología auditiva que permite a los sordos escuchar y comprender el lenguaje de manera asombrosa mediante electrodos implantados en la cóclea.

Siempre viví con naturalidad mi sordera, tanto era así que muchos no se enteraban de que no los oía. No parecía sorda.

A la edad de 45 años decidí operarme porque no había audífono en el mercado que me brindara una ganancia auditiva mínima y suficiente que optimizara mis pocos restos auditivos. Esta decisión fue tomada entre ataques de pánico a lo desconocido y hacia el temor de perder lo poco que yo creía que oía –aunque los estudios indicaban que mi umbral de audición estaba por debajo de los 100 decibeles, es decir que no oía nada.

Vivir sin parecer sorda fue una tarea extenuante y el implante coclear me dio el sosiego que nunca había sentido en los cuarenta y tantos años de vida, mejoró la confianza en mis percepciones auditivas y, entre otros descubrimientos auditivos, escuché por primera vez el sonido sibilante /s/, del que no tenía memoria de haberlo oído alguna vez. No sé si es el sonido real –el implante es un procesador– pero suena hermoso y es diferente al que yo había adquirido, un híbrido entre audición con audífono y lectura labial.

Mi experiencia profesional en el tema de la sordera y el lenguaje tiene casi veinte años. Como Profesora de Letras en una universidad nacional de Argentina, de la que hoy me encuentro jubilada como docente e investigadora, presenté por primera vez una ponencia sobre los aspectos lingüísticos de la educación del sordo en el año 2009, escrito más desde las propias intuiciones lingüísticas que desde la reflexión teórica. A partir de ese momento toda mi carrera académica se ha orientado hacia la búsqueda de respuestas a interrogantes que variaron con el transcurso del tiempo. Las primeras preguntas surgieron desde enfoques comunicacionales del lenguaje, luego fueron orientándose hacia modelos más formales del procesamiento lingüístico para volver, en este momento, a integrar los aspectos en un todo que no es más que la naturaleza humana del lenguaje puesta en acción. Este recorrido me llevó a mirar la adquisición y el desarrollo del lenguaje en los sordos desde varios ángulos y en distintas dimensiones, y a comprender que, para abordar esta problemática es necesario percibir el fenómeno lingüístico como un constructo multifacético cuya naturaleza -biológica o social- se define desde cada perspectiva de descripción.

En este libro intento mostrar una mirada sobre lo único visible de la sordera: la carencia del sentido de la audición; un fenómeno físico que muestra poco de lo que realmente hay detrás; la punta de un enorme iceberg cuyo cuerpo esconde una de las maravillas del cerebro humano: el lenguaje.

Introducción

Este libro se centrará en el estudio de la experiencia lingüística de la mayoría de los niños sordos, es decir de aquellos que desde su nacimiento no tienen contacto directo con ninguna lengua, no pueden comunicarse en forma espontánea y natural con sus padres ni con su familia y, por esa razón, necesitan recibir a edades tempranas alguna enseñanza sistemática de la lengua que se utiliza en su contexto comunicativo.

Como ya anticipé en las palabras preliminares, el desarrollo de esta obra presentará un ir y venir desde la experiencia personal sobre la sordera a la teorización de los hechos de lenguaje involucrados en esas vivencias.

La posibilidad de especular teóricamente sobre la propia experiencia ofrece una interesante alternativa de descripción; uno habla sobre lo que le pasa y la perspectiva en primera persona acerca de lo que ocurre en nuestras mentes faculta al estudioso de datos que no resultan accesibles de una manera más objetiva. El requisito esencial para relatarnos es poseer una lengua que nos permita hablar de lo que sentimos que nos sucede cuando necesitamos comunicarnos con un lenguaje que no oímos como lo oyen los demás.

Luego de una larga experiencia de estudio acerca del tópico de esta obra y con ciertas certezas sobre la problemática que plantea la adquisición y el desarrollo lingüístico y comunicativo de las personas sordas en el siglo XXI, me atrevo a expresar mi punto de vista sobre ello. Las personas sordas de hoy no son las mismas que las del siglo pasado; potentes y sofisticados aparatos auditivos ofrecen oportunidades que hubieran sido impensables en otras épocas, además hemos avanzado como sociedad inclusiva y los estigmas de aquel llamado "sordomudo" están desapareciendo gracias a la importante tarea de las asociaciones de sordos y de las instituciones que trabajan por sus derechos.

Durante las próximas páginas hablaré del lenguaje y la sordera en sus diferentes manifestaciones: hablado, señado o escrito. Sin embargo, la principal motivación de este acto de escritura surge del análisis que realizo sobre el estado actual del dominio de la lengua escrita en las personas con discapacidad auditiva. Sorprende ver que a pesar de los avances que he mencionado, todavía hay un elevado número de estudiantes sordos en situación de analfabetismo, hecho que les comporta un profundo sentimiento de fracaso. Muchas de esas personas analfabetas han cursado varios niveles del sistema educativo y, lo que es más asombroso aún, los han aprobado. Sin ánimo de obviedad, el discurso sobre el analfabetismo en la sociedad actual posee especial relevancia en el caso de las personas sordas, porque muchas veces esta situación no es detectada a tiempo y se sostiene disfrazada en actos de simulación durante la escolaridad en todos los niveles. En efecto, muchos niños y adolescentes sordos hablan o usan la lengua de señas o la lengua oral con eficacia comunicativa, sin embargo carecen de autonomía para comprender textos accesibles a niños oyentes de menor edad que ellos.

Una hipótesis central en este libro y que resulta transversal al desarrollo de los temas que aquí se presentan es que aunque la persona sorda posea competencia comunicativa en cualquier lengua –oral o señada– ello no garantiza el desarrollo de la capacidad lingüística necesaria para ingresar a la cultura escrita.

Es preciso discriminar las nociones de comunicación y procesamiento lingüístico para comprender en profundidad que estos procesos, si bien se perciben de manera simultánea, poseen cierta especialización y pueden describirse con total independencia uno del otro. Esto supone adoptar una perspectiva teórica que permita describir el lenguaje como una capacidad biológica innata que se desarrolla en contextos comunicativos, pero tomando en consideración que las reglas que codifican los procesos biológicos no son las mismas que las que regulan las interacciones comunicativas. El lenguaje como sistema de procesos intralingüísticos coocurrentes en el interior de un solo organismo es un sistema computacional que da forma a nuestro pensamiento, un sistema de naturaleza biológica producido por nuestras neuronas. Tan real como el páncreas o el corazón, aunque su estudio sea más complicado de lo que hoy es el estudio de esos órganos, porque su localización es más compleja y su naturaleza más inasible.

Podemos usar una analogía para comprender el concepto de sistema lingüístico en el sentido que nos interesa: pensemos en este sistema como cuando prendemos una computadora y accedemos a la información reflejada en la pantalla. Lo que vemos no está dentro del soporte físico, sino que es producido por dicho soporte. Su naturaleza es virtual y creada a través de materias tales como el silicio, el cobre o el carbono, entre otros. Del mismo modo, el lenguaje de nuestra mente es virtual y creado por la materia, es decir por las neuronas y las células involucradas.

En el ámbito de la educación y la rehabilitación de los sordos, los procesos lingüísticos se conciben como implícitos en la comunicación y terminan siendo reducidos a esta. Un enfoque comunicativo y funcional del lenguaje como modelo teórico de descripción favorece esta manera de percibir el hecho lingüístico porque reduce toda fase de procesamiento a los fines comunicativos, lo que acarrea importantes dificultades para determinar los errores específicos que presentan los sordos cuando usan una lengua de naturaleza oral o escrita. En el discurrir comunicativo los errores no se perciben porque se compensan con informaciones extralingüísticas, se produce entonces, un desarrollo lingüístico deficiente a pesar de que la competencia comunicativa sea eficaz.

Si echamos un vistazo a la mayoría de los libros que se escriben sobre la sordera, podemos observar que el tema del desarrollo lingüístico casi siempre es tratado en el marco de la interacción comunicativa, como si comunicación y lenguaje no pudieran describirse independientemente y además, como si el sistema lingüístico fuera algo externo al individuo y del cual este debe apropiarse gracias a la interacción comunicativa.

Esta forma de estudiar el lenguaje predomina en casi todo el material sobre la temática, independientemente de si se trate de la adquisición de la lengua oral, de la lengua de señas o de la lengua escrita; al ser la comunicación el objetivo central de toda práctica de desarrollo lingüístico en los sordos se termina considerando a la función comunicativa como principal y no se toman en cuenta otras funciones que se ejecutan implícitamente en al acto comunicativo. Las cuestiones vinculadas con el procesamiento lingüístico por lo general ocupan un apartado donde se tratan otros procesos cognitivos no lingüísticos, como la atención o la memoria.

Es que no todo es comunicación en el lenguaje. Conocemos desde hace mucho tiempo teorías que describen el conocimiento lingüístico desde perspectivas formales, pero su aplicación en el ámbito educativo de los sordos es poco usual, razón por la cual podemos pensar que se han dejado de lado. Este libro pretende volver la mirada hacia estas ideas y orientarlas hacia la comprensión de la problemática lingüística de los sordos, no sólo porque ofrecen una descripción diferente de las cuestiones de procesamiento sino que además, los enormes avances de las neurociencias del lenguaje revelan relaciones entre cerebro-lenguaje que pueden ser de gran utilidad para una nueva interpretación de los temas que nos preocupan a quienes trabajamos con sordos.

Intentaremos en este libro realizar un acercamiento entre la Neurociencia del lenguaje y el estudio del procesamiento lingüístico de los sordos, ambas líneas de estudio permitirían una mejor interpretación de los hechos que nos preocupan y podrían orientar el diseño de terapias más eficaces.

Capítulo 1

El lenguaje y la sordera

El lenguaje y la sordera

Escribir sobre sordera es casi sinónimo de hablar del lenguaje; estos conceptos, lenguaje y sordera, están tan profundamente entrelazados que es difícil definir uno sin aludir necesariamente al otro. Quien no oye posee dificultades para acceder de manera natural al lenguaje que se habla en su entorno.

La naturaleza hizo que la especie humana fuera producto de la evolución de seres semejantes a los humanos actuales en cuanto al uso de diferentes facultades físicas y cognitivas: la capacidad de movilizarnos autónomamente, de desarrollar herramientas para ayudar a conseguir objetivos, de comunicarnos entre los miembros de la misma especie. El plus que ha otorgado singularidad a la naturaleza humana ha sido la irrupción de un lenguaje mental que le permitió procesar las ideas, intenciones, deseos y necesidades surgidas en su relación con el entorno y con sus congéneres. Esa capacidad biológica, el lenguaje humano, ha generado sistemas de procesamiento de diferentes formatos llamados lenguas humanas; se comportan de manera activa: nacen, mueren y se transforman con el tiempo o por el influjo de otros sistemas biológicos o culturales.

Entre muchas otras capacidades, la naturaleza humana se caracteriza por presentar un sistema perceptivo especializado; la audición[4], cuya particular condición acústica ha participado de un modo asombroso en la configuración de las lenguas habladas. Quien nace sin audición o la pierde en los primeros años de vida, presenta serios inconvenientes para realizar un proceso de desarrollo lingüístico que resulta tan natural para las personas que oyen. Esta afirmación no debe ser generalizada a todas las personas con deficiencia auditiva; hay un pequeño porcentaje de niños sordos, hijos de padres sordos y hablantes de lengua de señas que sí pueden realizar un proceso de desarrollo lingüístico natural. Estos niños tienen una lengua materna y acceden naturalmente, y sin que medie ninguna instrucción, a la lengua de sus padres. Sin embargo, el porcentaje de personas que pueden desarrollar naturalmente tal capacidad es pequeño, sólo un 10 % de los niños que nacen sordos o pierden la audición en edades tempranas poseen padres sordos, el 90 % restante tiene padres oyentes (Marchesi:

[4] Los animales también poseen el sentido de la audición, sin embargo, las configuraciones mentales de lo percibido no son procesadas de igual manera que en los humanos porque estos carecen de lo que se podría considerar una mente lingüística, que solo puede ser construida en presencia de algún sistema de discriminación fonológica más específico que los sistemas acústicos de otras especies.

1995,142). La experiencia que desarrolla esa minoría no puede ser fácilmente transferida a los casos de niños sordos con padres oyentes porque las condiciones que se deben dar para este particular proceso de adquisición son casi imposibles de reproducir intencionalmente. Sin embargo muchos niños sordos hijos de oyentes adquieren la lengua de señas inmersos en instituciones y entornos en los que se usa esa lengua, aunque el proceso no sea idéntico al desarrollo natural de sordos hijos de padres sordos.

Filogenéticamente no sabemos cómo fue que el lenguaje llegó a lo que es hoy. Se sabe que nuestros antepasados homínidos carecían de esta facultad. Hay muchas hipótesis al respecto y conviene reconocerlas porque unas u otras determinan las maneras de definir la naturaleza del lenguaje.

Para algunos lingüistas darwinistas evolutivos[5], como Steven Pinker (1994), el lenguaje es producto de la adaptación de los organismos al medio y ha evolucionado desde los primeros homínidos como producto de la interacción entre estos y el ambiente; con esto se explica que el lenguaje, tal como lo conocemos hoy, ha evolucionado desde otros códigos comunicativos primarios.

En una orientación diferente se encuentra Noam Chomsky, quien niega tal adaptación y considera que lo que ocurrió no tuvo que ver con la selección natural, por tanto el surgimiento del lenguaje en el *homo sapiens* no puede atribuirse a una necesidad comunicativa de la especie

[5] Esta línea de investigación lingüística considera que la selección natural ha sido responsable del surgimiento y evolución del lenguaje humano.

sino que hubo una exaptación, una mutación azarosa en el cerebro que por motivos desconocidos dio lugar a un sistema de procesamiento recursivo y generativo, capaz de retroalimentarse, tan útil para generar lenguaje como para inventar números primos (Chomsky:1995).

Asimismo, desde un punto de vista filogenético y, obviamente, desde la perspectiva generativista del lenguaje, el lenguaje tampoco es una capacidad que se asimila de la misma manera que aprendemos a leer o escribir, tal como puede ser considerado por las líneas socio-constructivistas[6] e interaccionistas que no apoyan las hipótesis innatistas de Chomsky y subrayan la preeminencia de la naturaleza cultural del lenguaje.

Para entender esta cuestión no es necesario oponer conceptos como *naturaleza* y *aprendizaje* cuando se trata de definir la capacidad lingüística de la especie humana, sino que conviene considerar qué aspectos del lenguaje son los innatos y cuáles los que se aprenden.

Aquella facultad que irrumpió en el cerebro de nuestros antepasados no evolucionó como pueden haber evolucionado las lenguas culturales, tampoco se puede afirmar que dicho sistema se altera en el desarrollo del niño, creemos que no es así, que la facultad surge con el nacimiento en un grado 0 de desarrollo y llega a la competencia lingüística en poco tiempo de la vida de una persona, cuando posee una lengua. Lo que sí ha evolucionado con el transcurrir del tiempo es lo que la

---

[6] La teoría socioconstructivista considera el aprendizaje del lenguaje como un comportamiento personal arraigado en la interacción social. Exponente de esta teoría que ha tenido profunda influencia en otros investigadores del lenguaje ha sido Lev Vigotsky.

facultad ha producido en los circuitos internos del cerebro, es decir: la mente; no es la misma la que tiene el hombre de hoy a la que tuvo el que vivió en las primeras épocas de la historia de la humanidad.

Desde un punto de vista filogenético lo que evoluciona en el hombre es el uso que hace de la lengua, es decir la actuación. En efecto, desde que el niño nace y convive con sus semejantes en diferentes contextos, hasta que se hace adulto, puede mejorar la dicción, la elocución, ampliar su vocabulario, sus estrategias argumentativas o de persuasión, pero no se altera la competencia, que permanece idéntica en todas las etapas de su vida; salvo que esa persona presente una patología que impida el desarrollo o deteriore la capacidad para procesar lenguaje. Esto es justamente lo que les sucede a los sordos.

Aunque un niño nazca con discapacidad auditiva, posee de manera innata, dicha capacidad que ya está codificada en el genoma humano y es la facultad para desarrollar un lenguaje. No es una capacidad para desarrollar lenguas particulares como el español, el chino ni cualquier otra lengua histórico-oral, tampoco para alguna lengua de señas, aunque algunos integrantes de la comunidad sorda aseveran de manera rotunda que los sordos tienen una cualidad innata para desarrollar una lengua de señas, un saber que está ausente en el que nace oyente. Pues no, nadie nace "predestinado" a ninguna lengua cultural, pues ellas se desarrollan por interacción con el medio que las usa, aún la lengua de señas, diferente en cada lugar del mundo, es producida en un entorno cultural de personas sordas.

Lo que un niño trae al nacer es algo que está por encima de las lenguas particulares y es una lengua mental, o como diría Steven Pinker (1994) *el mentalés* o lenguaje de la mente.

Una afirmación como la expresada implica la negación de una idea dualista respecto de la mente y el cuerpo. Si decimos que el lenguaje es una facultad de la mente no podemos concebirlo como algo externo al organismo, que aparece en el cuerpo porque es adquirido por este sino que por el contrario, es producido por el propio organismo. Los órganos de nuestro cuerpo, tanto los mentales como los otros, son generados por la información contenida en el genoma humano. *No aprendemos a tener páncreas ni tampoco aprendemos a tener un sistema visual, tampoco aprendemos a tener un sistema lingüístico* (Pinker, 1997).

Procesar el lenguaje no solamente significa comunicar una idea, supone una arquitectura de procesos mentales que se ponen en funcionamiento cada vez que se comprenden o se expresan palabras. Existen reglas para combinar los fonemas que constituyen las palabras, estas son propias de la lengua a la que pertenecen los términos que se están expresando; no son las mismas que las que rigen las combinaciones de palabras en oraciones porque son procesos diferentes correspondientes a módulos distintos de procesamiento. Cada vez que se interpreta el significado de una palabra se accede a un léxico mental almacenado en el cerebro y construido naturalmente en los intercambios comunicativos, pero más que un simple almacén es un flujo de significados, ya que el léxico guardado acarrea, con cada término memorizado, una enorme red de conexiones de significados que condicionan el sentido específico que el término debe tener en un determinado contexto lingüístico. Toda esta red de significados está cohesionada por una propiedad lingüística autónoma: la sintaxis.

La naturaleza de esta capacidad ha sido muy bien explicada por Noam Chomsky en el transcurso de su vasta producción académica. Chomsky (1980) considera que una persona posee una capacidad determinada para realizar alguna cosa cuando existe tanto una constitución física y mental como ciertas condiciones externas para hacerlo; de esta manera, por ejemplo, todos lo humanos nacen con la capacidad de nadar, aunque algunos no logren aprender a hacerlo o carezcan de una constitución física adecuada para realizar el acto de nadar. Por ello, tener la capacidad para hacer algo no es lo mismo que saber hacer ese algo, pues lo último implica un acto voluntario y consciente, en cambio la capacidad en sí misma no es algo que la persona sabe que la tiene sino que es algo que está allí, independientemente de su conciencia. También podemos decir que, aunque por todos los medios intentemos aprender a volar no lo lograríamos nunca –desconocemos que algún humano haya logrado hacerlo si no es utilizando un medio no natural que le permita desplazarse por el aire– y no podemos hacerlo porque simplemente no tenemos esa capacidad.

Otra analogía interesante para comprender la naturaleza de nuestros sistemas perceptivos es equiparar el funcionamiento del sistema lingüístico con el sistema visual humano. De la misma forma que nacemos con la capacidad para ver, e inevitablemente estamos destinados a tener visión, muchas personas no pueden hacerlo porque no nacen con las condiciones físicas suficientes para desarrollar ese sentido. Hay quienes pueden perder esa capacidad y quedar ciegos. Sin embargo es innegable que todos poseían dicha capacidad al nacer. La manera cómo incide el hecho de nacer ciego o quedar ciego en el desarrollo del sentido de la visión determina procesos psicológicos, cognitivos y culturales diferentes en las personas, pues los ciegos de nacimiento construyen la realidad de manera diferente y en forma compensatoria a los procesos naturales. La reasignación de tejido cerebral para compensar funciones perdidas o ausentes es algo común en quienes carecen de algún sistema perceptivo o motriz; es lo que le permitiría por ejemplo a los ciegos, utilizar la corteza visual para leer Braille o a los sordos la corteza auditiva para procesar el lenguaje de señas. Genéticamente estamos programados para ver y categorizar nuestro mundo en función de un sistema visual innato que interactúa con un estímulo externo. Si al ser humano se le impidiese recibir *input* externo desde el momento de nacer, su capacidad no podría desarrollarse y hasta podría atrofiarse aunque tuviera un sistema visual sano.

Es interesante hacer un paralelo entre el sistema visual y el lingüístico. La visión aparece cuando un fotón –unidad perteneciente a la física cuántica y que se refiere al fenómeno electromagnético– es reflejado por una superficie proyectando una línea que atraviesa la pupila y estimulando los fotorreceptores presentes en el glóbulo ocular, luego el receptor emite una señal al cerebro, que identifica la fuente de donde proviene el fotón, interactúa con otras neuronas del cerebro y forma de esta manera las representaciones visuales.

De la misma manera, la onda sonora del lenguaje penetra a través de las membranas auditivas, atraviesa la cóclea y mediante los impulsos nerviosos de las células ciliadas se envía información al cerebro, a través de los nervios auditivos; las neuronas decodifican la información y la interpretan mediante interfaces con otras neuronas que coparticipan en los procesos de comprensión lingüística. Este paralelo resulta útil para comprender la naturaleza biológica del sistema lingüístico.

Así llegamos entonces a explicar en qué consiste esa capacidad innata, biológica que todos poseemos al nacer y que se pone en funcionamiento cuando se oye una lengua humana. Para Chomsky (2000), hay muchos parecidos entre el sistema visual y lingüístico, sin embargo hay una gran diferencia, y es que el sistema lingüístico es único en la especie humana y no aparece en ninguna otra, ni siquiera de manera rudimentaria. Esto significa que tampoco estuvo presente en nuestros antepasados homínidos ni lo está en ninguna de las más inteligentes especies de primates. Lo que ellos poseen, y ha sido muy estudiado por distintos investigadores, es una forma avanzada de sistema comunicativo, tal como lo poseen otras especies, por ejemplo las abejas o los delfines. Pero ninguno de ellos posee un sistema cognitivo computacional que permite almacenar información a la que se accede por otros sistemas de actuación como lo son los sistemas perceptivos, articulatorios o sensomotores o el sistema conceptual intencional; los primeros nos vinculan con los aspectos materiales de la lengua, como lo son el sonido o la grafía, y el otro, con el sentido. Este sistema central es semejante en todos al momento de nacer, pero gracias al estímulo externo cambia en las diferentes personas dando lugar a las distintas lenguas humanas; sin embargo hay algo que permanece inalterable, idéntico y universal en la especie humana y es el programa genético capaz de generar las distintas lenguas. Al proceso de cambio de un estado innato cero a otro lingüístico, se le llama adquisición y no es lo mismo que aprendizaje, pues un niño no aprende la lengua que oye, la lengua no es algo que el niño hace sino que es algo que le sucede (Chomsky: 1985); el lenguaje crece en el organismo de manera involuntaria.

Entonces, cuando un niño nace, posee la facultad para el lenguaje –Gramática Universal– y cuando interactúa con el medio ya posee dicha facultad, no es una tabla rasa. La arquitectura de la mente nos permite pensar en la interacción de distintos sistemas conectados unos con otros, en donde cada sistema, a su vez, posee sus propias reglas y estructura simplemente porque, ya en el nivel cerebral, se trata de grupos de neuronas con características y funciones diferentes según pertenezcan a distintas localizaciones cerebrales.

La sordera altera el procesamiento natural del lenguaje y bloquea el canal natural para el desarrollo lingüístico del hombre: la audición, esta situación genera una serie de trastornos en el funcionamiento que se explican porque el organismo modifica los canales, los adapta a sus necesidades y se transforman para el intercambio comunicativo con los demás. Surge de esta manera la lengua de señas, la lectura labial o la audición mediada por la tecnología para procesar los sonidos; todas estas adaptaciones, en una gran variedad de posibilidades individuales de combinación, alteran los mecanismos biológicamente diseñados para el procesamiento natural. El resultado se manifiesta en las peculiaridades que presenta cada sordo en su procesamiento lingüístico, imposible de generalizar a un modo único porque cada cerebro compensa el déficit auditivo con los recursos que posee; en organismos distintos, construidos por experiencias humanas diferentes y cuya singularidad se manifiesta en el desarrollo que realiza esa capacidad para utilizar el lenguaje.

Los sordos de nacimiento y aquellos que quedan sordos antes de haber adquirido el lenguaje –a quienes se los conoce como sordos prelocutivos– presentan un grave inconveniente para desarrollar el lenguaje, simplemente porque no lo oyen. Y ello implica pensar que aquella capacidad biológica que tenían al nacer no pasa de su estado cero, es decir que no crece, no se desarrolla y no llega a convertirse en una lengua. La ausencia de estímulo sonoro se traduce en la carencia de una fuerza física que permita a las células ciliadas de la cóclea moverse para enviar la información eléctrica a los nervios auditivos que llevan la información al cerebro. Si atendemos a lo descrito en párrafos anteriores respecto a la propuesta de Chomsky, vemos que uno de los sistemas periféricos está dañado y ello impide que la información sea transmitida e interactúe con los sistemas interpretativos. La ausencia de estímulo no pone en funcionamiento el llamado *mentalés*, y como consecuencia de ello, el sistema cognitivo central permanece en estado latente durante el período crítico de adquisición y, cuando el tiempo transcurre más allá de ese período, la capacidad se ralentiza y hasta puede perderse. Algo diferente a lo expuesto sucede cuando estas personas habilitan un sistema periférico alternativo y es el caso de la exposición a un sistema lingüístico no oral sino gestual. De esta manera, el *input* utiliza la vía visual para transmitir la información codificada en señas e interactúa de manera natural con el sistema cognitivo central y con el sistema periférico permitiéndole, al niño sordo prelingüístico, desarrollar un estado que será correspondiente a la variedad de lengua de señas que recibe como estímulo. En este caso, y de la misma manera que sucede con las lenguas orales, existe un período crítico de adquisición para "activar" naturalmente la facultad y, fuera de él, la adquisición no es la misma o hasta puede convertirse en un aprendizaje de segunda lengua.

Podemos aventurar la idea de que en las personas sordas prelocutivas el sistema, que se encuentra afectado por la ausencia de sonido es el sistema periférico perceptivo-articulatorio, porque ambos están involucrados de manera directa y ello deviene en el estado de sordomudez. Cuando estas personas hablan, no lo hacen naturalmente, sino que necesitan de un entrenamiento particular que les permite sustituir el *input* auditivo por otros sistemas periféricos tales como la lectura labial o la grafía.

Otra es la situación de los que quedan sordos después de haber adquirido el lenguaje, lo que se afecta en este caso ya no es la facultad lingüística, la competencia, sino la actuación y todos los procesos vinculados con la interacción entre el organismo y el entorno.

La *Neurociencia del lenguaje*, disciplina joven pero con una fuerte carga histórica en los estudios sobre las patologías lingüísticas, estudia la organización del lenguaje en el cerebro con enfoques y metodologías innovadores. La integración de distintas disciplinas teóricas que investigan el lenguaje y sus bases neurológicas con la tecnología en neuroimágenes hace posible visualizar procesos que antes parecían imposibles de observar. Los estudios e investigaciones actuales desde este paradigma son abundantes, sin embargo poco se sabe sobre la interpretación de los procesos lingüísticos que realizan las personas sordas cuando comprenden o producen el lenguaje.

Capítulo 2

Buscando el problema

Buscando el problema

En las palabras preliminares hice referencia a la evolución de mis investigaciones sobre la sordera y el lenguaje como uno de los ejes que estructura esta obra. Este capítulo pretende mostrar los cambios que fui experimentando en mis conocimientos acerca del lenguaje, mientras buscaba respuestas a la comprensión de los problemas que poseen los sordos para adquirir y desarrollar una lengua. El aprendizaje de conceptos teóricos siempre estuvo acompañado por una profunda reflexión sobre mi propia experiencia de vida como sorda, de modo que tanto los libros como la introspección abonaron para construir estas reflexiones.

Mi formación lingüística en la carrera de Letras se caracterizó por poseer una fuerte impronta estructural-funcionalista, los planes de estudio del año 1980 no incluían la *Psicolingüística* como materia, además todo el estudio del lenguaje se abordaba desde el producto histórico de las facultades lingüísticas humanas: la lengua. Esta noción de *lengua*, concepto saussureano que refiere a un sistema socialmente compartido y al *habla* como producto individual de este sistema, había sido acuñado en mi cerebro como única acepción, sin entrar en conflicto con otros conceptos menos culturales sobre el lenguaje[7].

En mi época de estudiante el lingüista norteamericano Noam Chomsky no era nombrado más que someramente en las diferentes materias, solo sabíamos de él algunas nociones estereotipadas y otras un tanto erróneas, como que se adscribió al innatismo en la adquisición del lenguaje y su estudio sobre la lengua se quedaba sólo en la forma y no en el significado. Tuvo que pasar mucho tiempo para que me enfrentara con la esencia de su teoría, leyera sus libros y me asombrara de la aparente ingenuidad de la formación universitaria en una época donde el conocimiento era sesgado por posiciones ideológicas que pretendían ignorar saberes que fueron la piedra fundamental de importantes desarrollos científicos y tecnológicos de la era actual.

Las perspectivas formales y naturalistas sobre el estudio del lenguaje no fueron profundizadas en la formación de los docentes de Letras de las últimas décadas, este hecho repercutió considerablemente en la educación de profesionales que trabajan en áreas de la rehabilitación y la educación de los sordos, porque justamente son los

---

[7] Como serían, por ejemplo, los procesos articulatorios del habla o la construcción de significados en la mente.

docentes de letras los que están a cargo del área de Lengua en la currícula de los profesorados.

De modo que mis primeros pasos en la investigación sobre el tema estuvieron marcados por esta noción cultural de *lengua*. Recién cuando abordé el problema lingüístico de los sordos desde una perspectiva generativa, es decir desde que visualicé su objeto de estudio: el lenguaje, como un órgano biológico, innato, involuntario y autónomo, hice un giro significativo en mis percepciones sobre la deficiencia lingüística en la sordera, que hasta ese momento estaban imbuidas en un magro proceso integral y comunicativo que se consideraba como lenguaje.

Cuando aprecié que el fenómeno de las lenguas humanas podía describirse desde diferentes teorías y con ello se creaban distintos objetos teóricos y conceptos acerca de ese objeto, observé el lenguaje de otra manera. Pensemos que lo único que percibimos del lenguaje son emisiones reales pronunciadas por alguien y oídas por otras personas. Cuando los lingüistas estudian el fenómeno del lenguaje a través de las lenguas habladas pueden hacerlo desde perspectivas diferentes; si pretenden describir el sistema inmanente y abstracto que subyace a las emisiones habladas y recogidas por los investigadores, construyen un objeto teórico abstracto llamado *lengua*, que es diferente según quienes sean los que emitan esas emisiones. Si los emisores son europeos podrían hablar lenguas como español, francés, inglés, alemán, entre otras. Estos investigadores no describen el hecho real sino una construcción teórica definida como el código que compartimos los hablantes.

Pero hay otras formas de describir el fenómeno de hablar-escuchar y es centrándonos en el individuo que habla o en el que escucha. El objeto de estudio ya no es el código compartido por los hablantes sino una configuración mental elaborada en el cerebro del que habla una lengua. La descripción de este objeto sigue siendo una abstracción teórica, pero se diferencia de la abstracción saussureana en que esta no posee localización en los individuos sino en los productos que emiten esos individuos, en cambio la *lengua* en tanto abstracción chomskiana, posee su correlato físico en las conexiones neuronales del cerebro.

Aclarado esto en mi formación, descubrí que en el procesamiento lingüístico de los sujetos con deficiencia auditiva intervienen dos cuestiones centrales: las dificultades que genera la sordera en la adquisición o desarrollo del lenguaje como facultad biológica y las que se producen en el proceso de su utilización, es decir en los intercambios comunicativos. Pude determinar el carácter modular de las primeras y los rasgos funcionales de las segundas.

Cuando uno toma como objeto de estudio el intercambio verbal de los sordos, sea en su modalidad oral o escrita, lo que describe es la lengua usada, analiza las emisiones producidas por ellos y allí detecta los errores que comúnmente cometen: falta de sintaxis, ausencia de flexión verbal, desconocimiento de palabras funcionales, pobreza léxica, etc.; estos errores son percibidos como desviaciones del código usado por la comunidad, no aparecen en abstracto sino en contextos comunicativos orales y escritos en los que obviamente co-intervienen múltiples factores propios de la comunicación humana.

Ahora bien, si se quiere comprender por qué estos sujetos cometen este tipo de errores, el objeto de estudio no puede ser el concepto de lengua saussureano porque nos interesa saber las causas de los errores, que no pueden abstraerse a partir de datos del habla, pues su naturaleza es heterogénea, sino que hay que recurrir a las teorías generativas sobre el lenguaje, de índole explicativa y no solo descriptiva.

Entender cómo funciona el lenguaje en los sordos requiere, en primer lugar, de una mirada internista y naturalista que explique las singularidades del procesamiento lingüístico que ellos desarrollan ante la ausencia de estímulo auditivo, luego, una vez comprendida la perspectiva individual desde el concepto chomskiano de lengua, podemos analizar las interacciones comunicativas de las personas sordas en la sociedad desde una noción funcionalista del lenguaje. En los actos lingüísticos los sujetos ponen en funcionamiento ambos aspectos del lenguaje: internista y social, cada vez que lo utilizan. Ya se trate de una modalidad oral o escrita, estudiar estos procesos comporta la convicción de que se trata de hechos diferentes e independientes. Esta distinción es crucial para la interpretación de las dificultades que presentan los sordos en la educación; si se desconoce la doble naturaleza de las dificultades lingüísticas de los sordos resulta imposible determinar soluciones a los conflictos lingüísticos y comunicativos que se les presentan a los niños en las escuelas.

En la escolaridad y mediante la alfabetización, el niño oyente continúa su inmersión en la cultura que la humanidad ha construido durante miles de años, esta etapa comienza cuando adquiere su lengua materna y con ella construye una configuración del mundo en el que vive. El niño sordo, hijo de padres oyentes sólo tiene la posibilidad de desarrollar una lengua materna si recibe auxiliares auditivos a edades muy tempranas y con terapias de rehabilitación exitosas, solo así adquiere, de una manera casi espontánea, la lengua familiar y construye su visión del mundo de la lengua de sus padres.

Ya referimos anteriormente la situación de los sordos hijos de padres sordos; la lengua de señas es la lengua materna y a través de esa lengua se construye la cultura sorda, los modos de ser y las maneras de vivir de los sordos pertenecientes a la comunidad sorda; frente a la cultura oyente son forasteros que usan la lengua oral o escrita para fines comunicativos. Ante la carencia de dominio de estas lenguas el intercambio entre sordos y oyentes es completado con datos aportados por las situaciones comunicativas o las traducciones de los intérpretes. Pero no todos los niños sordos de padres oyentes tienen la posibilidad de desarrollar como lengua natural la de sus padres oyentes, por esa razón muchos llegan a las escuelas sabiendo pocos términos para fines comunicativos, pero siendo extranjeros en la cultura de sus padres.

El sistema educativo, en sus diferentes niveles, pone al sujeto en interacción con la información cultural y epistémica que se vehiculiza mediante la lengua, en este proceso el sujeto aprende y construye nuevos saberes.

Como docente universitaria, durante toda la carrera académica dicté clases en cátedras de gramática oracional y de gramática textual, además, como extensión de funciones también participé en didáctica de la lengua. Allí el tópico de las investigaciones que giraban en torno a esta asignatura trataba el tema de la comprensión lectora como una problemática educativa general en la educación. En el marco de estas líneas de trabajo empecé mis primeras investigaciones preguntándome por qué los sordos tenían tantos impedimentos para acceder a la lectura y la escritura; desde mi concepción saussureana de la lengua no lograba comprender de qué manera la sordera influía en el fracaso lector.

En lo personal, me asumía como una lectora ávida, que a pesar del escaso *input* lingüístico que había recibido auditivamente durante el transcurso de mi vida había tomado la vía visual del lenguaje como una estrategia compensatoria. Esta experiencia de memoria visual me recuerda a la vivencia de Giambattista Bodoni (a) Yambo, personaje de una novela de Umberto Eco[8]; no puedo dejar de comparar la memoria del pasado episódico del personaje, anclada en objetos que recordaba haber visto, con mi propia memoria sobre todo lo que había leído en mi vida: carteles en la calle, grafitis, los textos que incluyen envases de tocador, marcas de comestibles, cigarrillos, etc. Cada tipografía dispara en mí algún nombre almacenado en ese mismo formato. Los textos escritos fueron en mi infancia mi tabla de salvación, ausente de las conversaciones de los mayores –recordemos que recién a los once años usé el primer audífono– no podía dejar de leer todo lo que veía a mi paso. Todavía lo hago, siento que la letra escrita me invade y me obliga a mirarla.

[8] Eco, Umberto (2004) *La misteriosa llama de la reina Loana*, Barcelona, Lumen.

Además, en la época en que estuve imbuida en el paradigma comunicativo de la lengua, me encontraba en una etapa personal en la que empezaba a asumirme como sorda. Ya siendo adulta salí del clóset de la sordera; hasta entonces tenía *un problemita de oído* y por eso mi voz era un poco nasal. Había cursado todos los niveles del sistema educativo y sin pena ni gloria me convertí en una profesional de las Letras. Digo sin pena aparente pues el tránsito por el sistema educativo significó mucho esfuerzo y dolor en algunas oportunidades. Un dolor tácito hasta para mí misma, estaba acostumbrada a enfrentar las dificultades en soledad y en silencio. Nadie sabía cuánto ni cómo escuchaba, de eso no se hablaba ni en la familia. Aunque *el problemita de oído* ocultaba una sordera neurosensorial bilateral de severa a profunda, había desarrollado estrategias compensatorias: leía los labios hasta del revés –cuando una tía hacia yoga y se ponía cabeza abajo– o participaba de reuniones académicas grupales infiriendo lo que no oía, presuponiendo lo que estaba implícito en las conversaciones e inventando lo que la imaginación y el conocimiento de la situación me lo permitían.

Justamente en la época en que empecé a trabajar con niños sordos reflexionaba acerca de mis estrategias compensatorias y me maravillaba, comparativamente con la realidad de otros sordos, por lo que había logrado en mi vida, a pesar de presentar semejante déficit auditivo; no era casualidad que en este momento de mi carrera académica tomara conocimiento profundo de la pragmática y de la teoría de la relevancia (Sperber y Wilson:1995) y me atreviera a justificar mi comportamiento lingüístico como sorda desde esa perspectiva. La teoría de la relevancia me daba la respuesta: no oía los mensajes pero sí percibía las intenciones comunicativas de mis interlocutores y a partir de esa base, de los conocimientos previos acerca de las situaciones comunicativas y de lo que lograba comprender mediante lectura labial, infería lo que podrían estar diciendo; de esta manera conseguía participar –a mi modo– de la comunicación con los oyentes.

Varios fueron mis intentos de realizar talleres de comprensión lectora en escuelas de sordos. En alguna ocasión quise probar la noción de anticipación lectora como elemento motivador de la lectura. En los oyentes es una estrategia que aporta interesantes soportes para el proceso lector del alumno, pero no logré que funcionara con los sordos; en realidad lo que obtuve con estas prácticas fue que el niño sordo anticipara, mediante explicaciones orales, señas o dibujos, el contenido del texto que tenía que leer, sin embargo, llegado el momento de enfrentarse al texto de manera autónoma, nada de lo que había comprendido le servía para pasar de la interpretación de la primera oración que se presentaba a su vista. Entendían lo que decía el texto, pero no el texto.

Pensé también que el problema que presentaban podría tener una naturaleza más conceptual y quise ver si categorizaban los objetos de la realidad sin dificultades. A una clase del taller llevé una bolsa de libros de diferentes tipos y clases textuales para que ordenaran en columnas los que pertenecían al mismo tipo: textos de estudio, guías telefónicas, biblias, recetarios de cocina, entre otros; previamente, y para asegurarme de que hubieran comprendido la consigna del trabajo, hice la misma actividad con objetos diferentes y juntos ordenamos los que correspondían a los elementos de la cocina, a los útiles escolares y a los que servían para jugar. El resultado, asombrosamente satisfactorio, se diluyó en el fracaso que significó la tarea de ordenar palabras por categorías gramaticales, aún cuando muchas de estas palabras tenían como referente a los objetos que antes habían organizado. No podían categorizar la realidad creada con el lenguaje aunque lo hicieran perfectamente con los objetos.

El fracaso de intentar enseñar la lectura y la escritura a los sordos desde un enfoque comunicativo y funcional de la lengua hizo que reflexionara sobre el camino que estaba utilizando para resolver el problema, paralelamente mi vida personal atravesaba algunos cambios productos de la irrupción de la vida tecnológica.

Hasta ese momento y a la edad de cuarenta años pocas personas en mi entorno percibían con claridad los problemas que me presentaba el hecho de no oír, había logrado engañar a muchos riéndome cuando todos se reían aunque no hubiera escuchado el chiste o asintiendo afirmativamente a todo lo que me preguntaban. La poca audición no había impedido mi desarrollo profesional y laboral ni tampoco interfirió en la educación de cuatro hijos. Tenía pocos y muy buenos amigos, buscaba siempre excusas para no ir a reuniones donde estuvieran muchas personas, veía solamente la televisión subtitulada y me enteraba de las noticias cuando un periódico caía en mis manos. Nunca había oído lo que se decía en una radio ni me enteraba de la vida de nadie, salvo que explícitamente me la contaran.

Cuando descubrí internet hallé una herramienta asombrosa que permitió ampliar no solamente mi universo social, ya que pude interactuar verbalmente con gente que no conocía, sin necesidad de recurrir a estrategias agotadoras para compensar mi falta de audición; sino también mi universo cultural, a partir de entonces la rutina diaria fue la lectura de distintos diarios en la web a la hora del desayuno y la navegación por internet agudizó mis ansias de saber, entonces tomé conciencia de lo reducido que era el mundo de conocimiento que yo había construido desde la sordera.

Cuando se es sordo uno no puede pensarse inmerso en la información, sino que por el contrario debe ir hacia ella, voluntaria y estratégicamente; esta reflexión surge desde mi experiencia actual con el implante coclear, en estos momentos me cuesta concentrarme en la escritura porque me distrae oír lo que hablan los que están a mi alrededor.

En internet conocí la *Logogenia* y junto a ella ingresé a los estudios de lingüística formal. Encontré muchas respuestas a mis interrogantes y luego de viajar a México para residir en el lugar durante cuatro meses, me formé en el método, lo traje a la Argentina, experimenté el trabajo con niños y adolescentes sordos con resultados altamente satisfactorios, pues logré lo que no pude en la época en que el enfoque comunicativo funcional de la lengua enmarcaba teóricamente mis actividades: el ingreso autónomo del sordo al texto.

Capítulo 3

Encontrando una solución

Encontrando una solución

La Logogenia no es un método de comprensión lectora, tampoco de alfabetización, sin embargo hace que todos estos procesos sean posibles de realizarse exitosamente en un niño sordo.

El método fue creado en México en los años 90, por una investigadora de la Dirección de Lingüística del Instituto Nacional de Antropología e Historia de México (INAH), la Dra. Bruna Radelli. Esta investigadora, junto a especialistas de los Servicios Educativos Integrados del Estado de México (SEIEM) inició un estudio que tenía como objetivo dar respuesta a los problemas que presentaban los estudiantes sordos frente a los contenidos académicos, surgió entonces la afirmación tan polémica de que los sordos no podían leer ni escribir porque simplemente no sabían español.

Esta afirmación tuvo una fuerte réplica por parte de los educadores de sordos, motivada por el desconocimiento acerca del sustento teórico subyacente a la afirmación de Radelli, ya que la expresión *saber una lengua* puede comprenderse de diferentes maneras. Cuando alguien pregunta si las personas sordas saben una lengua –en nuestro caso equivaldría a preguntarnos si saben español– las respuestas que se podrían aventurar serían de diferente índole y estarían enmarcadas en teorías lingüísticas distintas. Si nos encontramos en el marco funcionalista del lenguaje hablaremos de la lengua como un proceso, un hecho viviente, un continuo ir y venir del pensamiento al lenguaje como si ambos no pudieran ser independientes. También es probable que se equipare la adquisición de esa lengua española con el habla por un lado, o con los procesos alfabetizadores de la lecto-escritura por otro. Así, por ejemplo, Álvaro Marchessi (1990) refiere las dificultades lingüísticas de los sordos como aquellas que se relacionan con el manejo de un vocabulario reducido y el desconocimiento de la estructura sintáctica y de las estructuras textuales. El término "conocimiento del lenguaje" es utilizado por este autor como conocimiento de las estructuras sintácticas del idioma, de la lengua externa, del código comunicativo.

Asimismo los diferentes métodos oralistas basados en las Claves Fitzgerald para la estructuración del lenguaje tienen como objetivo la organización del lenguaje que se le va a enseñar al niño sordo. Mientras que el niño oyente asimila en forma inconsciente las reglas de la lengua que oye, el sordo no puede hacerlo y por ello es necesario organizarlo para que luego este pueda fijarlo y estructurarlo de manera organizada. El método hace que el niño trabaje repitiendo cada una de las estructuras lógicamente organizadas en el orden preestablecido de la sintaxis del español, desde lo más simple a lo más complejo, se espera que luego de haber internalizado todas las estructuras, el niño las usará por sí mismo, como lo hace habitualmente un oyente.

Se percibe en estas afirmaciones la idea de saber como aprendizaje; muchas personas sordas pueden reproducir una serie de estructuras superficiales *aprendidas* mediante el trabajo de rehabilitación tradicional, pero su gran dificultad consiste en poder generar, a partir de lo *aprendido*, nuevas estructuras en forma gramaticalmente correctas o bien comprender otras nunca vistas aunque los mismos *conozcan* cada uno de los elementos que componen dichos enunciados.

La afirmación de Radelli sobre *saber una lengua*, posee otra connotación teórica y no hace referencia a la idea de aprendizaje ni de conocimiento como proceso de construcción epistémica sino a lo que Chomsky ha definido como facultad o capacidad. Todos nacemos sabiendo como ser humanos porque estamos diseñados para ello y solamente necesitamos de un estímulo para que nuestras capacidades humanas desarrollen tal como están programadas genéticamente. El lenguaje es una capacidad humana y una forma de conocimiento propia de nuestra especie.

La Logogenia toma como base teórica la Gramática Generativa y considera que la capacidad humana para adquirir y desarrollar el lenguaje tiene naturaleza biológica, innata y se adquiere por el simple contacto verbal con una lengua determinada. Es por esa razón que las personas que nacen sordas o que pierden la audición en períodos tempranos de la adquisición de una lengua, no pueden desarrollar su competencia lingüística en forma natural. Una lengua natural no es enseñada ni aprendida sino sólo adquirida, por lo tanto quien oye sabe la lengua que habla, la conoce y por eso sabe cómo usarla, en cambio quien no oye, no desarrolla naturalmente este conocimiento y no sabe la lengua que hablan los oyentes.

La Logogenia propone intervenir artificialmente en el proceso natural del lenguaje, sin enseñar la lengua se estimula, a través de la escritura, la interacción lingüística para que esa facultad, que está latente en el individuo sordo, comience a desarrollarse a partir de un *input* visual. Se utiliza un canal diferente al auditivo, la visión, para ofrecer la información lingüística necesaria que permita activar el sistema biológico, que en edades tempranas está intacta en los sordos, aunque a medida que se hace adulto dicho sistema sufre alteraciones como producto de las compensaciones que desarrollan las personas para adaptarse al medio.

Se trabaja con el código escrito porque se considera que el sonido es independiente del lenguaje, es sólo un vehículo por el cual las personas oyentes lo adquieren, pero no es indispensable para la adquisición. Las lenguas humanas poseen un nivel fonológico constituido por elementos distintivos pero carentes de significados, la distinción se realiza mediante la oposición de los mismos en secuencias sonoras. La Logogenia pretende hacer visible, mediante la escritura, la oposición de los diferentes aspectos gramaticales. El hecho de que los niños sordos puedan desarrollar naturalmente una lengua de señas a través de un vehículo diferente al sonido, como es el caso del canal viso-gestual, corrobora la hipótesis en la que se basa la Logogenia: el lenguaje se puede adquirir mediante el medio visual; de allí que se presenta la alternativa de la modalidad escrita.

Lo relevante para la adquisición de la lengua es la calidad del *input* y no la cantidad de información. Esto se sostiene por el principio de la gramática generativa que ha demostrado que un niño oyente adquiere una lengua independientemente de la cantidad de estímulos que recibe o de los errores que se puedan presentar en los mismos. Todos llegan a la misma competencia lingüística, no hay mayor o menor competencia. Cuando se dice que una persona sabe una lengua quiere decir que posee la facultad que le permite utilizar el lenguaje en forma creativa y autónoma.

Se puede evaluar que una persona posee o no competencia lingüística cuando es capaz de reconocer cuándo una estructura es correcta o no desde el punto de vista gramatical y con independencia del contenido lógico que transmite. También se puede reconocer esta competencia en los ejemplos de frases ambiguas, en donde una persona puede percibir los dos significados subyacentes en la misma estructura superficial. Este tipo de prueba es la base para la comprensión del lenguaje metafórico.

El instrumento de trabajo de los *logogenistas* son los llamados "pares mínimos". Estos se utilizan espontáneamente en la estimulación del lenguaje escrito y consisten en dos secuencias oracionales diferentes entre sí solo por un elemento, se ofrecen al niño para que sean interpretadas en el transcurso de la terapia. Lo que es de importancia sustancial es que las oposiciones no son solamente sustituciones de categorías semánticas, como podrían ser sustantivos o verbos, sino que también se establecen distinciones entre otros elementos que, aunque no posean significado, pueden provocar cambios de significado en una frase: artículos, pronombres, deícticos, clíticos, flexiones, orden sintáctico. Estos elementos no pertenecen a clases abiertas como los lexemas sino que son limitados pero permiten innumerables combinaciones.

Mi ingreso a la Logogenia, y a través de ella, a los estudios sobre el lenguaje desde perspectivas biológicas y formales estuvo colmado de experiencias asombrosamente interesantes. Cada niño o joven con el que trabajé fue una puerta abierta hacia el conocimiento del lenguaje humano; cada respuesta a los estímulos que se realizaban en la terapia suscitaba en mí múltiples interrogantes.

Macarena es el nombre de una joven con la que trabajé varios años, empecé Logogenia cuando ella tenía doce y hoy es una veinteañera que cursa una carrera universitaria. Sorda de nacimiento, fue rehabilitada con audífonos mediante terapias orales, a la edad de ocho años recibió el implante coclear y cuando la conocí, si bien se comunicaba oralmente de manera inteligible y leía los labios para comprender lo que oía, presentaba pobreza léxica y excesiva simplicidad en sus construcciones sintácticas –aunque en la oralidad esto no se notaba–. Estaba básicamente alfabetizada, es decir que leía y comprendía algunas oraciones simples y con palabras que le resultaban familiares. Hizo la escolaridad en el sistema educativo común y cuando cursaba sexto grado escribió en su cuaderno:

San Martín cruzó en los Andes.

La maestra evaluó el contenido sin prestar atención al uso erróneo de la preposición, porque este tipo de errores son cometidos por oyentes como producto de equivocaciones al escribir y no porque desconozcan la forma gramaticalmente correcta del idioma, en cambio en los alumnos sordos este tipo de errores puede ser indicio de una adquisición defectuosa de la lengua. La maestra la calificó positivamente, pero necesitaba sacarme la duda de si Macarena se había equivocado o en realidad era incapaz de reconocer la forma correcta del español. Entonces le escribí dos oraciones:

Saltá en la silla.

Saltá la silla.

Y la invité a que hiciera lo que las oraciones decían. En ambos casos Macarena se subió a la silla y saltó hacia el suelo, entonces le dije que lo que ella había hecho era "*Saltá de la silla*" y ella respondió que *de* se usa para decir que algo es de alguien. Entonces leí cada una de las oraciones y en un caso hice lo mismo que ella, en el otro me subí a la silla y salté sobre la misma y finalmente atravesé la silla de un salto. Luego le presenté otras oraciones y saltaba, cruzaba, escribía, dibujaba y realizaba acciones utilizando las preposiciones según aparecían en cada caso. Seguidamente volvimos al cuaderno, ella pudo percibir el error cuando comenzó a reírse, mientras borraba la palabra *en* de su oración me decía que le causaba gracia imaginarse a San Martín saltando en la punta de los Andes.

Este tipo de errores dificulta el proceso de comprensión lectora porque incide de manera directa en las representaciones mentales que hacemos cuando leemos un texto. Un texto clásico como *Blancanieves y los siete enanitos* con la historia simplificada y para ser narrada a niños pequeños puede presentar grandes dificultades a un niño sordo. En un ejemplo como el siguiente:

(...) A pesar de ello, Blancanieves abrió la puerta de la cabaña y dejó entrar a la anciana, quien había envenado la manzana que le ofrecía amistosamente. En su cuello de cisne quedó atravesado un trozo, y sin que se diera cuenta se encontró sumida en un largo y profundo sueño.

Un alumno sordo lee con gran esfuerzo porque intenta recordar lo que significan cada una de las palabras del cuento. Aunque un adulto le anticipe la tarea explicándole que el material tratará de narraciones que cuentan los padres a los niños cuando son pequeños –muchos niños sordos carecen de esta experiencia– y que el texto que va a leer es un cuento que, como toda narración, posee comienzo, un conflicto y desenlace, el niño sordo no logrará acceder a lo que tiene ante sus ojos. Es común que estos niños hagan un listado de las palabras desconocidas y luego las busquen en el diccionario, sin embargo no pueden entender, por ejemplo, para qué está puesta al comienzo del fragmento la frase *a pesar de ello*, por qué de repente aparece una anciana, cuando antes el cuento estaba hablando de la madrastra. Tampoco se les puede ocurrir quién había envenenado la manzana. A pesar de buscar en el diccionario la palabra *le* y encontrar que pertenece a una categoría de palabras llamada pronombre personal de 3° persona, que en las oraciones puede funcionar como complemento indirecto aunque a veces se use como complemento directo, esta explicación resulta insuficiente para comprender a quién le daba la manzana esa anciana *tan buena* –atribución deducida por el niño sin comprender la ironía del término–. Una situación similar puede presentarse con el significado de la palabra *trozo*, que en sus tareas escolares y libros puede aparecer junto a otras palabras como *torta* y *queso*; pero allí la palabra estaba sola, entonces ¿de qué era ese trozo? Luego pueden buscar en el diccionario la palabra *cisne* pero cuando leen la oración que contiene esa palabra pueden asombrarse al pensar cómo podría haber ido a parar un ave tan linda al cuello de Blancanieves, ni por qué se puso a dormir.

Aunque la Logogenia es un aporte significativo para buscar soluciones al problema lingüístico de los sordos, no debemos olvidar que el proceso de la lectura es algo más complejo que la comprensión de los significados sintácticos, aunque sea un punto de partida muy acertado. En la lectura, los sordos deben poner en actividad otras capacidades, algunas lingüísticas y otras no, pues la transacción que se establece entre el lector y lo leído para dar lugar a un nuevo texto, producto de la actividad de leer, requiere que el sujeto utilice estrategias diversas que sólo se desarrollan usándolas. Es decir que se aprende a comprender lo leído leyendo. Leer e interpretar oraciones y párrafos sin que medie una explicación o una traducción genera inmediata gratificación, pues el desengaño frente al fracaso con la lengua escrita, cede y da lugar a un contacto placentero con el lenguaje.

Comencé mi tesis doctoral en la Universidad Rovira Virgili de Tarragona inmersa en estos temas: lenguaje, lectura y discapacidad auditiva. El objeto de estudio de esa investigación fueron las percepciones de personas sordas con estudios superiores sobre su proceso de inclusión educativa, familiar y social. Con metodología de estudio de casos, cinco sordas adultas narraron en forma escrita y espontánea sus experiencias de vida. La investigación consistió en analizar discursivamente las autobiografías de estos cinco casos y determinar variables para interpretar los datos que se recogieron. El aporte original de este estudio consistió en que no interesó saber la veracidad de los hechos narrados por cada una de ellas, sino acceder a la verdad discursiva, creada por los narradores de las historias recogidas. Importa lo que los narradores dicen de la experiencia relatada porque de alguna manera describen cómo las protagonistas vivieron, sintieron y sufrieron los hechos que cuentan. De los cinco casos de la tesis, cuatro pudieron desarrollar la facultad biológica del lenguaje gracias al *input* recibido por la rehabilitación con profesionales y con la ayuda de audífonos desde los primeros años de vida, como consecuencia de ello estas personas se sentían parte de la cultura oyente y estaban inmersas en ella con las condiciones y las posibilidades que les permitían su misma discapacidad y sus propias historias personales; se presentaron variantes de satisfacción en sus intercambios con la cultura oyente que están determinadas, además de lo expresado, por la edad de la pérdida auditiva. El quinto caso y el que más interés presentó en la investigación fue estudiado como un caso en profundidad, es decir que además de la fuente autobiográfica, se recurrió a datos extraídos de entrevistas a personas que convivieron con ella en diferentes contextos y momentos de su historia personal. El caso en cuestión se presentó con un gran conflicto interior en cuanto a qué cultura se sentía objeto de pertenencia –cultura oyente o cultura sorda–; si bien ella desarrolló una competencia comunicativa suficiente para avanzar, con grandes dificultades, con su escolaridad y lograr la finalización de su formación de nivel superior no universitario, la investigación reveló hitos importantes de su vida familiar que marcaron el desarrollo lingüístico y conceptual de la lengua de sus padres. Esta situación de precariedad léxica la llevó a una conducta conflictiva y un desasosiego personal por sentir que no comprendía a los oyentes, vivía la metáfora cotidiana del lenguaje con dolor y negación. Creía que todos se burlaban de ella cuando le hacían bromas, pues tomaba los dichos de otros en sentido literal.

Las conclusiones de la tesis mencionada contribuyeron a la comprensión de la distinción de los conceptos lengua natural/lengua cultural[9]. En efecto, saber un *español natural*, que en el caso de las personas con deficiencia auditiva es adquirido en la etapa natural de desarrollo lingüístico del niño, mediante diferentes técnicas, métodos o recursos tecnológicos, es *conocer* la lengua –en sentido chomskiano– es saber cómo funciona esa lengua porque naturalmente la sabe utilizar en sus emisiones verbales, inteligibles para el interlocutor; mientras que saber *español cultural* es un plus que se añade al conocimiento del español natural y es transmitido en el uso del idioma, cada vez que se produce una emisión se pone en funcionamiento una red neuronal que conecta cada unidad léxica con otras palabras que, a su vez, presentan múltiples conexiones con otras redes de significados almacenados por el contacto permanente con la lengua. Cada emisión activa esta gran red de significados compartidos culturalmente por una sociedad. Un sordo que no desarrolla un español natural, ya sea en su modalidad oral o escrita, no puede construir esa red y por tanto no puede acceder a los significados culturales. Si la red de significados no se desarrolla en el cerebro, las palabras que se aprenden quedan aisladas y sus significados reducidos.

[9] Los conceptos de "Español natural y Español cultural" en el sentido que se usan aquí fueron tomados de la distinción que realiza Marina Zuanelli en su artículo "Comunicare con L'alunno Sordo" - Centro D.A.R.I. - 5 aprile 2005, para el "Italiano natural y cultural".

Cuando un alumno sordo se escolariza, accede al *español cultural* a través de los diferentes textos que manipula mientras aprende pero también lo hace cuando, con el español natural como medio comunicativo, interactúa con oyentes en situaciones comunicativas e ingresa a la cultura inmediata y cotidiana. Saber usar este *español cultural* permite desarrollar la competencia comunicativa necesaria para producir y comprender los distintos significados que se transmiten mediante el lenguaje.

La distinción señalada se vincula, en cierto sentido, con los conceptos de *competencia lingüística* –saber una lengua natural– y *competencia comunicativa* o el saber que surge del uso de dicha lengua natural: saber usarla.

Cuando alguien posee competencia comunicativa en una lengua puede manipularla para diferentes fines, la función comunicativa es sustituida por otras funciones: para influir en la voluntad de otros, para tergiversar lo que alguien expresa, para engañar, para crear mundos posibles.

Esta idea se comprende mejor en el marco de la noción de *juego lingüístico* de Ludwig Wittgenstein (1935). Para este filósofo las personas se encuentran envueltas en un "entrelazado de lenguaje y acciones"[10] en donde las palabras son inseparables de las pautas de conducta. El lenguaje, según Wittgenstein, es una *caja de herramientas* que ofrece una serie de recursos con distintas funciones, diferentes unas de otras, no pueden separarse de los intereses y necesidades de los usuarios, pues ellas son producto de la

---

[10] Wittgenstein, L. *Investigaciones filosóficas.* México, UNAM, Instituto de investigaciones filosóficas, 1988.

cultura; de tal modo que los hechos de la vida cultural o *las formas de vidas* son el medio en donde el lenguaje crece y se utiliza. El lenguaje es parte de estas formas de vida y por ello la actividad lingüística se manifiesta de manera variada pues es intrínseca a la diversidad de las acciones humanas. La cultura cambia y con ello cambia también el lenguaje. Cuando las personas usan el lenguaje pueden realizar "juegos de lenguaje"[11] que hacen inteligibles las distintas acciones humanas.

> *Dar órdenes y actuar siguiendo órdenes.*
>
> *Describir un objeto por su apariencia o por sus medidas.*
>
> *Fabricar un objeto de acuerdo con una descripción (dibujo).*
>
> *Relatar un suceso.*
>
> *Hacer conjeturas sobre el suceso.*
>
> *Formar y comprobar una hipótesis.*
>
> *Presentar los resultados de un experimento mediante tablas y diagramas.*
>
> *Inventar una historia y leerla.*
>
> *Actuar en teatro.*
>
> *Cantar a coro.*
>
> *Adivinar acertijos.*
>
> *Hacer un chiste, contarlo.*
>
> *Resolver un problema de aritmética aplicada.*

---

[11] Wittgenstein, L. *Op. cit.* pp. 40, 41.

Traducir de un lenguaje a otro.

Suplicar, agradecer, maldecir, saludar, rezar.

No hay nada en común entre estos juegos porque no hay una esencia en el lenguaje, de allí que no hay una manera para explicar cuál es el juego general sino que sólo se pueden ofrecer ejemplos de juegos particulares. En este sentido cada palabra no se corresponde con un significado que exista fuera de esta sino que este último surge en la relación que hay entre el lenguaje y las acciones.

Los significados de las palabras son creados en el propio uso, no preexisten a las palabras sino que se los conoce cuando se los emplea, de allí que aprender el uso de las expresiones sea lo que interesa en la adquisición del significado. Generalmente nuestro uso del lenguaje depende de costumbres e instituciones que en muchos casos son anteriores al momento en que se está usando, por tanto pueden referir a hechos pasados, a hechos posibles o a otras formas de vida en donde se podrían haber usado otras palabras.

Para Wittgenstein el significado no es una esencia mental que exista independientemente del lenguaje, de modo que cuando se comprende una palabra se capta dicho concepto mental. Por el contrario, este autor lo concibe como reglas que son seguidas por el usuario. Cuando se conoce el significado de una palabra se sabe cómo usarla de acuerdo con dichas reglas; pero ese significado no existe solo, no es signo por sí mismo sino que coexiste con otros signos y su significado está asociado a los otros.

La comprensión del significado no está en la conciencia ni es realizado en la mente, sino que se encuentra en el dominio de la conducta manifiesta. Se conocen los significados de las palabras a través de la práctica, reconociendo las reglas que surgen en la propia praxis. Una regla determina la semántica del lenguaje y esta se constituye como tal con el uso reiterado de los términos y de los conceptos. Los usos y las costumbres son las técnicas que permiten la estabilidad de las relaciones entre los términos y los conceptos, de manera que mediante ellas se relaciona lo que se conoce como lenguaje público y lenguaje privado.

Podemos pensar, desde la óptica mencionada, que cuando se usa el lenguaje interactúan diferentes módulos del cerebro para asignar significado a los signos verbales. Mediante palabras decimos cosas, a veces sus significados pueden ser contrarios a lo que se expresa, también podemos mentir, engañar, juzgar, perdonar, prometer, condenar; todo se hace en un solo proceso, sin embargo ese proceso es tan complejo como el lenguaje mismo.

Muchos alumnos sordos cursan la Educación General Básica en escuelas comunes, egresan de la escuela media e intentan acceder a estudios superiores, pero no pueden darse cuenta del significado subyacente en oraciones de significación ambigua o en aquellas en que los enunciados no se corresponden con la lógica de la realidad. Es lo que sucede, por ejemplo, cuando algunos estudiantes sordos intentan acceder al significado de las siguientes oraciones:

1) Los zapatos se metieron en los pies.

2) Fuimos a la feria de los discapacitados.

La oración 1) es gramaticalmente correcta aunque su referencialidad sea errónea. Muchos alumnos sordos pueden considerar que la oración es inexacta porque los zapatos no pueden meterse en los pies, sino que es al revés, aunque uno intente explicarles o enseñarles que a veces las palabras se usan para decir cosas ilógicas, ellos quedan sin entender. En el ejemplo 2) la incapacidad para darse cuenta de las diferentes posibilidades lingüísticas que se presentan a partir de la misma estructura superficial pone de manifiesto la inexistencia de competencia lingüística en muchos sordos. Percibir que a partir de la misma oración se puede hacer referencia a tres realidades diferentes:

a) Una feria en donde los discapacitados se exhiben a sí mismos.

b) Una feria en donde los discapacitados venden algo.

c) Una feria en donde se venden cosas para discapacitados.

Es una tarea en la que, en muchos casos, la ambigüedad puede parecer obvia para una persona oyente, pero las personas sordas ni se percatan de ello. Estos jóvenes son incapaces de percibir los diferentes usos del lenguaje. El conocimiento que poseen acerca del código lingüístico sólo les permite reconocer algunas palabras, pero dicho conocimiento resulta insuficiente para interpretar las mismas palabras cuando aparecen en otros contextos y con distinto significado.

De igual modo, un niño sordo puede haber aprendido el significado de la siguiente oración:

El niño que tiene problemas de audición es sordo o hipoacúsico.

Y luego, en un acto de comunicación determinado, puede enfrentarse con este enunciado:

Juan es sordo cuando lo mandan a hacer las tareas.

Como la segunda emisión hace referencia a una persona oyente, los mecanismos necesarios para su interpretación no solo requieren de la decodificación del enunciado, considerando cada palabra con sus respectivos significados y la construcción del significado oracional en su totalidad, sino que además se necesita realizar inferencias para encontrar sentido a la sordera atribuida a un niño oyente. Este proceso puede ser realizado en la medida en que exista en el sordo la idea previa de que los enunciados adquieren diferentes sentidos en los discursos en que aparecen. De este modo se preguntará a sí mismo por qué se le dijo sordo a Juan si es oyente, esto lo llevará a encontrar el sentido que en ese contexto adquiere la palabra *sordo*. No se trata de haber memorizado anteriormente un listado de posibles sentidos de la palabra sino de una actividad mental realizada individualmente por el niño.

Como parte de la búsqueda de respuestas a los problemas lingüísticos que presentan las personas sordas, que en el transcurso de las investigaciones fue variando, además de complejizarse, realicé otra experiencia muy interesante frente a un grupo de casi cincuenta adolescentes sordos e hipoacúsicos. Presenté al público el siguiente listado de oraciones proyectadas en una pizarra, para que las leyeran y expresaran a qué referían cada una de ellas:

Objeto con puntas que se usa para pinchar los alimentos y luego llevarlos a la boca.

Lugar de una casa en donde se deja el auto estacionado.

Objetos de material abrigado que se ponen en las manos en temporadas de frío.

Acción que se realiza cuando el cuerpo de una persona sube y baja por sí mismo desde el suelo hacia arriba.

Acción que realiza una persona utilizando los ojos y fijando la visión en un objeto de aspecto rectangular o cuadrado y que transmite ondas sonoras e imágenes visuales.

Objeto de cuatro patas de diferentes materiales, sin respaldo, que se utiliza para sentarse.

Objeto que se utiliza para guardar útiles, ropa, etc. y llevarlos en la espalda.

Fue sorprendente observar que la mayoría de ellos no podía entender a qué objetos se referían, a pesar de que conocían el significado de cada una de las palabras. Las hipótesis que aventuraban eran inferidas a partir de su conocimiento del vocabulario y sin tener en cuenta la relación de unas palabras con otras dentro de la oración.

Lo que esta experiencia puso en evidencia fue que esas personas no poseían competencia lingüística, es decir que su conocimiento sintáctico del español era deficiente e insuficiente para leer oraciones que no habían visto nunca.

También, durante la misma jornada, se mostró el siguiente listado de enunciados humorísticos extraídos de una página de internet:

Viejito con mal de parkinson se ofrece para tocar maracas en conjunto cubano.

Psicópata asesino busca chica para relación corta.

Hombre maduro de buenas costumbres busca jovencita para que se las quite.

Viejo verde busca jovencita ecologista.

Cambio suegra por víbora. Pago la diferencia.

Vendo tangas. Hagan cola.

Cambio pastor alemán por uno que hable español.

Vendo audífono. No escucho oferta.

Busco mujer demente y de cuerpo.

Joven solo y sin compromiso alquila media cama.

Cambio chicle en buen estado por caramelo con poco uso.

www.internetadictos.com/chistes-1726.html

Fue decepcionante advertir que ninguno se reía. La capacidad para comprender los chistes o el lenguaje metafórico revela aspectos muy sutiles en el manejo de un idioma –en donde se involucran elementos diversos del lenguaje y de su relación con el contexto– que tienen como base el hecho de que el que los interpreta ya sabe el idioma. En el caso de los adolescentes sordos de la experiencia, y ante la ausencia de competencia lingüística, resulta impensable esperar algún tipo de inferencia metafórica.

Así las cosas, llego al final de este capítulo con algunas interrogantes resueltas. Entre lo que percibo como algo convincente está el hecho de que la sordera, o la ausencia de estímulo auditivo afecta en forma directa a lo que Chomsky considera el núcleo duro del lenguaje: el sistema recursivo de la lengua que se tendría que escuchar; debe existir, por tanto, alguna relación entre la percepción del sonido y la temporalidad de las lenguas habladas. En ese continuum que se oye, el cerebro humano aprende a codificar el sistema de reglas que coincide con la estructura de la lengua percibida. Como el estímulo auditivo desencadena este proceso mental, y dicho *input* está naturalmente ausente en los sordos, es necesario el uso de auxiliares auditivos lo más tempranamente posible; si no existiera la posibilidad de que el niño sordo los adquiera, se puede desencadenar el mismo proceso mental utilizando una vía perceptiva alternativa: la visión; ya sea para adquirir una lengua de señas o para acceder a la modalidad escrita de una lengua hablada (Logogenia). Activar el sistema recursivo del lenguaje es requisito indispensable para desarrollar cualquier tipo de lengua (oral, escrita o de señas), sin ello, el desarrollo lingüístico presenta graves inconvenientes, ya que más que una lengua lo que se despliega es un dialecto macarrónico, una protolengua conveniente para fines comunicativos inmediatos, pero insuficiente para el logro de las configuraciones mentales que se necesitan en la representación del mundo cultural al que dicha lengua pertenece.

El implante coclear es un dispositivo que permite que esta capacidad recursiva se desarrolle en el sordo casi como en un oyente. Digo casi porque no deja de ser una intervención artificial que actúa sobre una capacidad natural, además hay que considerar que este sistema recursivo es un componente lingüístico que se desarrolla en la mente en forma paralela a la adquisición y desarrollo de otros componentes mentales y por tanto su eficacia está determinada por las interfaces que se crean en la interacción de los componentes mentales involucrados en la adquisición del lenguaje.

Hay niños sordos implantados que acceden al significado metafórico del lenguaje como lo haría un oyente de la misma edad pero otros, en mayor número, presentan dificultades cuando se trata de interpretar enunciados que aluden a significados alternativos a los que refieren el sentido literal; estos niños parecen presentar un proceso diferente de madurez cognitiva que se evidencia en el rendimiento de tareas académicas.

En el caso de no implantados o niños que reciben implantes cocleares en situaciones lingüísticas no recomendadas por los terapeutas, la situación explicitada se presenta con mayor agudeza y da lugar al fracaso en la inclusión: al no poder responder a los requerimientos lingüísticos necesarios para el desarrollo de la vida social y para el acceso al conocimiento académico, estas personas fracasan.

Esta reflexión me lleva a otra pregunta: ¿es suficiente la activación del sistema recursivo del lenguaje para que luego el niño sordo domine la lengua en un sentido cultural? No. Es necesario pero no suficiente. Aquí es cuando llegamos a la integración entre forma y significado. El programa lingüístico que subyace en toda lengua humana posee característica recursiva y generativa y, aunque su configuración interna es autónoma, funciona en interfaz con otros componentes.

La última revisión de la teoría lingüística de Noam Chomsky, conocida como el Programa Minimalista, ilustra con precisión la idea que intento transmitir aquí.

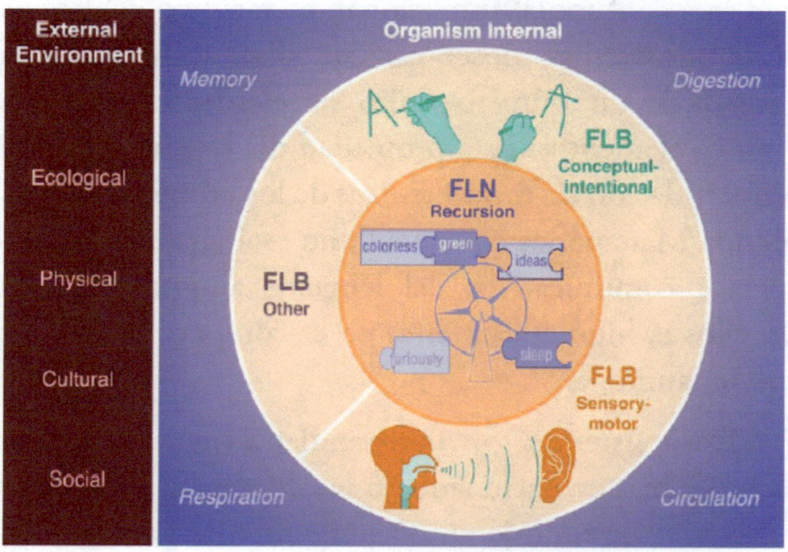

Cuadro extraído de http://www.chomsky.info/articles/20021122.pdf. Consultado 12/09/07

En efecto, Chomsky distingue dos formas de comprender el significado de la facultad del lenguaje: en sentido amplio esta capacidad lingüística es producto de la interacción de tres sistemas que funcionan en interfaz entre sí: el sistema sensorio-motor, que involucra los órganos de la producción y de la recepción del lenguaje y con ello incluye los aspectos lingüísticos relacionados con la comunicación, el sistema de conceptualización e intencionalidad o las facetas psicolingüísticas de la facultad del lenguaje y un sistema computacional, este último es central y posee una autonomía tal que da nombre a la otra noción considerada por Chomsky en su programa: la facultad del lenguaje en sentido estricto. La propiedad central es la recursividad y genera representaciones internas cuando se establecen las interfaces entre el sistema fonológico correspondiente a la zona sensorio-motora y el sistema semántico localizado en el área conceptual-intencional. La facultad del lenguaje en sentido estricto posee carácter discreto; es decir que a partir de un número finito de elementos *se generan* infinitos elementos. Esta propiedad del lenguaje, también compartida con las características de los números naturales y con la Matemática en general, no está vinculada con los aspectos comunicativos del lenguaje aunque interactúe con ellos e, hipotéticamente, no es compartida con otras especies animales.

Estos sistemas son independientes en su funcionamiento y han evolucionado en las diferentes especies animales estableciendo jerarquías organizadas por su código genético. De esta manera los humanos compartimos algunas propiedades de estos sistemas con algunos animales (por ejemplo con el sistema receptor y reproductor del habla de los loros o las intenciones manifiestas de engaño descubiertas en algunas especies de predadores que atribuyen intenciones a sus pares).

Estas nuevas teorías científicas nos permiten analizar el problema lingüístico del sordo y darnos cuenta de que al no oír, las personas sordas no reciben el estímulo necesario para activar la propiedad lingüística reconocida en sentido estricto aunque desarrollen las habilidades que se manifiestan en el dominio de la facultad lingüística en sentido amplio. Es decir que muchas personas sordas pueden aprender a leer, a escribir, a hablar y a reconocer algunas pistas acústicas pero no poseen un mecanismo que les permita comprender lo que leen, escribir un párrafo con coherencia y cohesión, aprovechar la capacidad generativa de las lenguas cuando hablan, o entender los juegos lingüísticos en lo que oyen.

Aunque hay que reconocer que hay muchos sordos que lograron activar dicha propiedad a pesar de ser sordos, ya sea mediante la lengua de señas, el aprovechamiento del audífono, los implantes cocleares, la lengua escrita o la lectura labial. Esto lleva a pensar que esta capacidad recursiva es autónoma y puede desarrollarse aún en ausencia del *input* auditivo natural, por tanto, dicha capacidad puede activarse sin efectuar las interfaces correspondientes con los otros sistemas, lo que da como resultado un lenguaje estereotipado y sin flexibilidad para adaptarse a las diferentes situaciones comunicativas.

Finalmente me atrevo a afirmar que muchos de los problemas esbozados *ut supra* pueden ser reinterpretados en el marco de la neuropsicología cognitiva del lenguaje y de las neurociencias, temática que ampliaré en el siguiente capítulo de esta obra.

Capítulo 4

Respuestas en ciernes

Respuestas en ciernes

Las neurociencias de lenguaje son una herramienta actual de suma importancia para re-interpretar el procesamiento del lenguaje de las personas sordas; a la luz de esta nueva ciencia los modelos e hipótesis tradicionales deben revisarse a los fines de comprender de otra manera los problemas que se presentan a los sordos cuando adquieren y desarrollan la lengua –oral o escrita– de la comunidad de pertenencia.

En este sentido, las líneas de investigación que estudian el procesamiento mental de la lengua de señas muestran un gran avance en la actualidad y han permitido corroborar algunas de sus hipótesis acerca de la autenticidad de este sistema lingüístico como lengua y de la localización de los módulos que intervienen en su procesamiento (García Orza: 2002). En este apartado pretendo realizar un aporte al análisis del proceso de desarrollo lingüístico oral y escrito de las personas sordas desde esta misma perspectiva.

La Neuropsicología Cognitiva tiene como propósito estudiar la relación existente entre las funciones cerebrales y la conducta de los seres humanos, previa admisión que cualquier tarea que estos realicen se lleva a cabo mediante una serie de procesos mentales. En lo que respecta al lenguaje, esta ciencia busca inferir acerca del procesamiento normal del lenguaje a partir del estudio de casos –no de grupos sindrómicos como sucedía con la neuropsicología clásica– de personas que presentan alguna patología lingüística; la originalidad de este enfoque está dada por el cambio en la forma de estudiar las alteraciones, pues antes se realizaba el enfoque a la inversa: partiendo de ideas previas sobre lo que se considera el funcionamiento normal para luego inferir datos sobre lo patológico. Para esta disciplina científica los módulos implicados en el procesamiento del lenguaje son autónomos, especializados, poseen encapsulamiento informativo, especificidad de dominio y tienen origen innato; estas características son sostenidas desde los conceptos de disociación y doble disociación: si un paciente puede efectuar una tarea lingüística de manera correcta pero otra en forma deficiente se presume que las partes afectadas son independientes, más aún si otro paciente presenta la situación a la inversa.

La idea de encapsulamiento informativo o que un módulo funciona de manera autónoma e independiente de los otros tiene un sustento teórico en las nociones de Fodor (1983) sobre la modularidad de la mente, si bien esta idea surge en el ámbito de la inteligencia artificial y de los lenguajes de computadoras, tiene aplicabilidad en el diseño del procesador humano del lenguaje.

Cada módulo lingüístico está programado genéticamente para efectuar determinadas tareas y no otras de manera obligatoria, es decir que una vez iniciado el proceso continúa hasta el final, asimismo, todos poseemos los mismos módulos y una patología puede alterar el procesamiento de algunos de ellos.

El estudio de casos que presentan alteraciones en el lenguaje, luego de un funcionamiento natural, puede dar cuenta del funcionamiento normal a partir de la observación de los errores que se cometen, pues existiría un isomorfismo (Shallice: 1981) o correspondencia entre la organización de la mente y el sustrato biológico, es decir el cerebro.

Desde la neuropsicología cognitiva se afirma también que los modelos de procesamiento de lenguaje que pueden inferirse desde el estudio de patologías adquiridas en adultos no pueden aplicarse de manera directa al análisis de tal sistema en niños, porque una vez que el organismo nace, crece en un entorno y se adapta a él. La capacidad adaptativa es tal que, en edades tempranas –y en algunos casos en cualquier momento de la vida– si un organismo nace o crece con daños en algunos de los módulos se crean compensaciones en el procesamiento que garantizan la obligatoriedad del funcionamiento de los que no están dañados. Estas compensaciones alteran rutas del proceso natural o habilitan otras nuevas en virtud del tipo de estímulo recibido del entorno.

Las personas que nacen sordas o pierden la audición en edades tempranas presentan un desarrollo lingüístico con tal disparidad de características que resulta imposible establecer categorías clasificatorias en este tipo de déficit.

No hay un sordo que tenga un desarrollo lingüístico igual a otro: todos cometen errores de diferente naturaleza y no se puede determinar un patrón común para clasificarlos. Algunos conjugan gramaticalmente los verbos que utilizan mientras que pueden ser agramaticales en la asignación del género o número a las palabras que conocen; o puede darse casos a la inversa. Otros tienen capacidad para almacenar todo tipo de palabras, otros solo palabras concretas. Unos comprenden los chistes y las metáforas, otros solo hacen interpretaciones literales de lo que oyen o leen. Algunos entienden lo que leen pero son incapaces de escribir correctamente una oración. Hay quienes hablan como si fueran oyentes y otros poseen una voz neutra, sin entonación, y así podríamos seguir enumerando muchos casos disímiles.

El proceso se complejiza porque hay muchas variables en el desarrollo donde intervienen tres sistemas: cognitivo, interpersonal y neuropsicológico. Con ello afirmo que si bien el desarrollo del lenguaje de un niño requiere, de manera indispensable el intercambio con otros organismos con los cuales interactúa, hay una base que sirve de soporte para todo el desarrollo y esta es de naturaleza cognitiva.

¿Cómo podemos explicar ello? Intentaré, a continuación, interpretar lo que sucede con el desarrollo lingüístico de los niños con deficiencia auditiva desde el modelo de procesamiento de la palabra aislada (Ellis y Young: 1992) propuesto por las neurociencias del lenguaje.

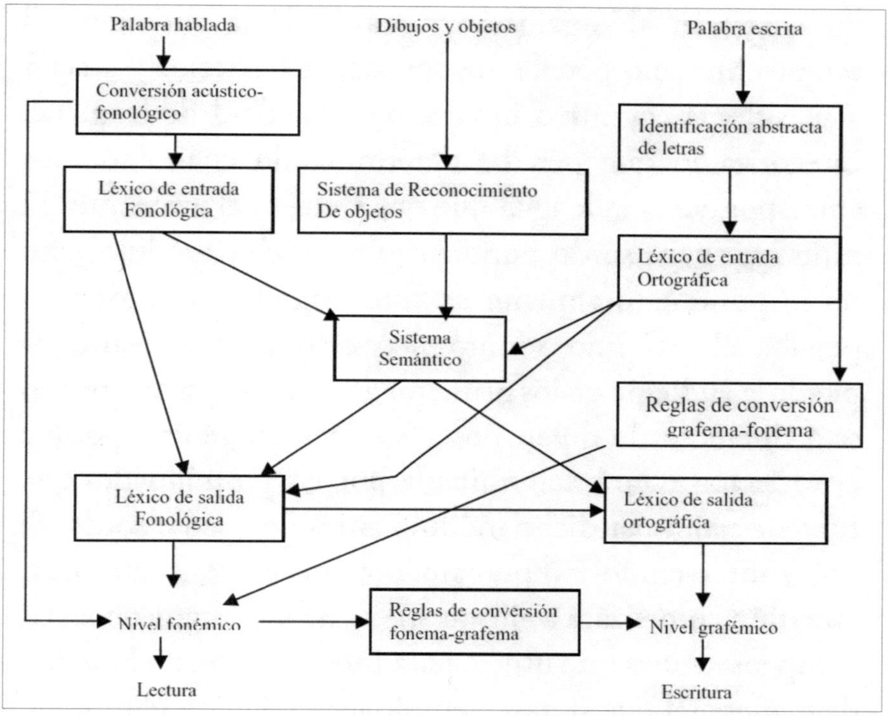

Extraido de Viñals, Felisa y otros. (2003). "Aproximación neurocognitiva de las alteraciones de la lecto-escritura como base de los programas de recuperación en pacientes con daño cerebral" en *Revista española de neuropsicología* .N°5

La palabra oída

Cuando nacemos, dotados de un sistema cognitivo que nos hace humanos, poseemos diferentes sistemas perceptivos que nos permiten interactuar con el entorno y con otros organismos; uno de ellos es el sistema auditivo.

El niño que nace posee en su mente un *módulo de análisis acústico,* innato, específico y obligatorio; este, en los que oyen, tiene como función analizar los estímulos que ingresan al organismo a través de la audición. El cerebro humano percibe los sonidos del exterior y gracias a su sistema cognitivo innato, o su facultad de lenguaje, categoriza lo que percibe determinando cuáles sonidos corresponden a la lengua que oye y cuáles al ambiente. El niño que nace sordo también posee dicho módulo pero no lo pone naturalmente en funcionamiento porque no percibe el estímulo sonoro necesario para activarlo, si pierde la audición en los primeros años de vida su desarrollo será diferente de quien posee sordera congénita, porque la variación estará determinada por las posibilidades que tuvo de estimular dicho módulo antes de quedar sordo. Si no es intervenido tempranamente con prótesis auditivas, este niño comenzará a ajustar su desarrollo lingüístico a las compensaciones que utilice para interactuar con el medio; de manera tal que si, por ejemplo lee los labios, el módulo de análisis acústico sufrirá modificaciones producidas por la intervención de otro módulo de naturaleza visual.

Asimismo, la variación de frecuencias que se puede percibir con audífonos o implantes cocleares también incide en la configuración de las redes neurales que posibilitan la discriminación del lenguaje humano. No tendrá el mismo resultado en una persona con sordera profunda la discriminación auditiva que posibilita el audífono a la del implante coclear, ya que este último amplía la gama de percepción acústica y con ello el cerebro puede procesar una percepción más nítida y más completa en lo que se refiere a las frecuencias percibidas.

Puedo ejemplificar lo expresado mediante la experiencia personal: antes de recibir el implante coclear –y después de los cinco años de edad– mi percepción auditiva no poseía la característica de una persona que oye. Al nacer con audición y al oír en los primeros años de vida, obviamente pude activar el módulo de análisis acústico, ya que interactué con el medio sin dificultades. Pero al perder la audición, comencé a leer los labios y a utilizar la lengua escrita como medio de percepción del lenguaje oral. De tal manera que, cuando usaba audífonos podía oír muchos sonidos exteriores, pero estaba imposibilitada de discriminar el habla del otro sin leer los labios simultáneamente o acudir a la lectura escrita de lo que estaban diciendo. Esta práctica seguramente había alterado mi sistema de análisis acústico ya que cuando escuchaba una canción en un disco, solo sentía la melodía y con mucho esfuerzo también podía percibir una voz cantando –sin determinar ni el sexo ni la identidad de dicha voz–. Era imposible para mí comprender lo que decía la canción, entonces recurría a una estrategia que a veces me dejaba maravillada: leía la canción en un texto mientras la oía. Luego, cuando la volvía a escuchar, era increíble percibir perfectamente lo que antes no lograba discriminar. Esto sólo duraba el momento y si, por ejemplo, iniciaba la canción de manera desordenada, mi comprensión del habla volvía a ser nula. Lo mismo sucedía con la lectura labial: sin mirar la cara de mi interlocutor no entendía nada, pero si podía, aunque sea de lejos o de perfil, acceder a sus labios, "escuchaba" todo lo que decía. Verdaderamente al leer los labios y oír simultáneamente con el audífono tenía la sensación de estar oyendo una voz.

En caso de que un niño sordo adquiera una lengua de señas a edad temprana y priorice su desarrollo lingüístico sobre la vía visual, puedo suponer que el módulo de análisis acústico también sufriría modificaciones en virtud de la intervención de un sistema visual alternativo. Por otro lado, si el niño sordo recibe a edad temprana prótesis auditivas, tales como implantes cocleares o audífonos, y además tiene acceso a una rehabilitación auditiva oral, el módulo al que nos estamos refiriendo recibe el estímulo necesario para comenzar a operar y los resultados de su funcionamiento variarán en virtud del rendimiento de las prótesis y de la eficacia de las terapias y de los terapeutas. Si se permite leer los labios o acceder a información no acústica cuando se está estimulando el procesamiento auditivo se corre el riesgo de que el módulo no funcione para lo que fue diseñado, es decir para discriminar el estímulo acústico; sino que desarrolla las compensaciones que mencionamos anteriormente.

Bien, dijimos entonces que el primer módulo que se activa cuando se pone en interacción un organismo humano en un entorno sonoro es el de análisis acústico, hasta los audífonos que se ofrecen en la televisión permiten percibir sonidos ambientales, icónicos, sin embargo la cuestión de la percepción de los sonidos que son necesarios para activar la facultad del lenguaje humano es otra historia.

No vamos a discutir aquí si el funcionamiento de los módulos del lenguaje se realiza de manera simultánea o secuencial –esto es objeto de análisis de los teóricos del lenguaje–, lo que interesa ahora es describir un segundo módulo que funciona también de manera autónoma y obligatoria cada vez que se oye a alguien hablar una lengua.

Cuando se oye el habla de un interlocutor, obligada e involuntariamente se perciben palabras, salvo que desconozca la lengua que oye; en ese caso puede percibir el habla como algo diferente del sonido de un auto, por ejemplo, pero no puede determinar dónde empieza o termina una palabra en el continuum de lo que está oyendo. Para que la mente detecte que lo que oye es una palabra tiene que estar en funcionamiento el módulo denominado *léxico de entrada auditivo*. Este módulo almacena todas las palabras que se oyen, de tal manera que cuando alguien emite, una no-palabra –por ejemplo: *crisusjt*, el cerebro no la reconoce como palabra sino simplemente como ruido.

Pensemos ahora en la situación de los sordos. Si la persona nació sorda y nunca percibió auditivamente los sonidos externos –menos aún los que corresponden al habla– no pudo activar el módulo de análisis acústico detallado anteriormente, de tal manera tampoco podrá activar el léxico de entrada auditiva, simplemente porque no lo oye. Lo que no quiere decir que no pueda almacenar léxico; sí lo puede hacer y lo hace, pero de manera compensatoria y condicionada a una cantidad enorme de variables de toda naturaleza que hacen que el almacenamiento del léxico de la lengua que los demás hablan sea más o menos deficiente y más o menos completo en virtud de las variables que incidan en el desarrollo del lenguaje de esa persona. La cantidad de léxico aprendido estará condicionado a su exposición al entorno, a la calidad de los intercambios o a la actitud de la persona ante la lengua que no oye. También puede suceder que al escuchar de manera deficiente y distorsionada se almacene una palabra tal como se la oye. Este módulo, entonces es activado en la mayoría de los sordos con una amplitud de variaciones. En el Anexo hago referencia a mi experiencia cuando empecé a oír con el implante coclear; fue interesante darme cuenta de que muchas palabras que yo tenía en mi léxico no estaban almacenadas auditivamente sino en su correlato labial o escrito. Recuerdo cuando comencé la terapia auditiva de habilitación y escuché que la terapeuta me decía algo que no lograba identificar como palabra, era un sonido distinto a los colores –que eran las palabras que estaba oyendo en ese momento– pero ni remotamente me daba cuenta a qué hacía referencia esa palabra hasta que leí en sus labios *estufa,* y ahí, en ese momento la palabra que yo conocía como *estufa* en los labios, sonaba como la estaba oyendo.

Muchos niños sordos que no han recibido una efectiva rehabilitación auditiva desarrollan un léxico mental auditivo empobrecido o distorsionado y ello, obviamente les impide acceder a los significados que denotan o connotan dichas palabras.

Si la mente reconoce un sonido como palabra, de manera automática se construye una representación mental de su significado porque se dispara información del *sistema semántico.* Es un sistema, no un módulo, porque los módulos son encapsulados informativamente y solo procesan un tipo de información. El sistema semántico es multimodal en el sentido de que opera con información proporcionada por distintas vías. Las palabras oídas se vinculan con este sistema siempre y cuando exista allí información conceptual sobre dicha palabra. Se puede oír una palabra e identificarla como tal sin que se sepa su significado; es lo que sucede por ejemplo con los términos especializados, puedo oír una palabra como *fermión*[12] y desconocer qué significa, puedo repetirla o escribirla tal como la oigo pero sin saber su significado, es decir sin acceder al sistema semántico. O también puedo conocer solo alguno de los significados de un término; como sucede con la palabra *confinamiento*: si desconozco el significado que posee dicha palabra en la física cuántica[13], solamente accederé al significado que designa una situación de reclusión solitaria en una cárcel, por ejemplo. Como las palabras no aparecen solas, sino en oraciones, los significados se desambiguan en la sintaxis, así, si el significado representado no encaja en el enunciado en el que aparece, la mente lo rechaza.

Los sordos presentan una variedad de respuestas a estas situaciones, dependiendo del desarrollo lingüístico de cada uno. Aquellos que poseen sordera congénita y no activan los módulos de análisis acústico y de léxico auditivo presentan grandes dificultades para acceder al sistema semántico porque, por un lado, la modalidad en que se han construido los significados de dicho sistema por lo general es de naturaleza visual; y por otro, la pobreza en los intercambios lingüísticos con el entorno impide que se construya la amplitud de significados que ingresan a la mente a través de la audición espontánea. Otras personas sordas

[12] Término de la física cuántica.

[13] Propiedad de la interacción fuerte; los quarks o los gluones nunca son hallados aislados sino solamente dentro de objetos compuestos de color neutro.

construyen solo algunos significados y condicionan luego la interpretación de las frases que oyen a estos y, obviamente, no comprenden lo que se les quiso decir. Este concepto me recuerda a lo que viví en una sesión de terapia con una niña sorda de 8 años. Guada poseía sordera moderada prelingüística y cursaba el tercer grado de la escuela primaria con audífonos y en condiciones lingüísticas aparentemente normales –su expresión era clara e inteligible–; tenía que ayudarle con la comprensión de un texto del folclore regional cuya temática era la figura de un duende llamado Coquena, figura mítica que cuida las vicuñas en la puna del norte de la Argentina. Guada ya conocía al personaje mediante imágenes y por el relato oral de su historia cuando extraje la siguiente frase del texto para que la interpretara:

Coquena es bueno, cuida el ganado y la plata de las minas.

Me interesaba saber qué representación mental hacía la niña de esta oración. Entonces le pedí que explicara con sus palabras lo que entendió de la lectura de la frase. La respuesta de Guada no solamente fue graciosa, sino que además permitió comprender en profundidad lo que expresé anteriormente sobre cómo pueden acceder los sordos al *sistema semántico* del lenguaje.

Coquena es bueno, juega a la lotería y gana y además se queda con la guita de sus mujeres –dijo Guada muy convencida.

Las inferencias al significado de la palabra *ganado, mina* y *plata* fueron construidas a partir de los únicos significados conocidos por ella: asoció *ganado* a los juegos de azar en los que se raspa un papel y aparece el término

ser la asociación de una palabra como *esmeralda* con *espalda* porque tiene parecido formal. Asimismo, tampoco puede acceder al *sistema semántico* desde la ruta visual, necesitan imágenes o que alguien traduzca con señas el significado de las palabras, situación que se complica aún más cuando se trata de palabras que adquieren significados diferentes en distintos contextos oracionales. En algunos casos los significados son reducidos a un único referente que ha sido aprendido en forma de rótulo, luego es muy difícil que el alumno sordo despegue el rótulo de la imagen que se adjunta, para luego atribuirlo a otro objeto.

Es lo que sucedió en algunas de las actividades que hice en un taller con jóvenes sordos donde les solicité que leyeran el siguiente listado de oraciones y dibujaran al lado la interpretación de cada una de ellas:

El pico está nevado.

El pico tiene tierra en su mango.

El pico gotea agua.

Lleva el alimento en el pico.

Llegaré a las cinco y pico.

Le dijo que cerrara el pico y no hablara más.

Casi todos los jóvenes tuvieron dificultades para atribuir diferentes referentes a la palabra *pico* según la oración en la que aparecía la palabra. En casi todos los casos dibujaron la cabeza de un loro y agregaron tierra, agua o comida en el pico según correspondía a la oración.

De la misma manera que alguien puede leer y vocalizar lo leído, también puede leer para sí mismo o transcribir lo que está leyendo. Según sea la tarea que se realice, la ruta de procesamiento sigue desde el *sistema semántico* al *léxico de salida de habla*, si el objetivo es vocalizar o al *léxico de salida grafémico*, si lo que se pretende es escribir; en este caso se utiliza lo que se denomina ruta léxica. Pero estas tareas también pueden realizarse por otra vía, la llamada ruta fonológica que es la que normalmente usamos para leer o escribir palabras que no conocemos, o no sabemos qué significan.

Ya hemos expresado que muchas personas sordas presentan grandes dificultades cuando interviene el sistema semántico en el procesamiento, tan compensado se encuentra el sistema mediante el sentido de la vista que los sordos pueden vivir en un mundo de objetos, usarlos y manipularlos sin conocer el nombre de muchos de ellos –salvo en lengua de señas–. Esta alternativa de procesamiento interfiere tanto la ruta oral como la escrita y en este último caso puede ser determinante para el desarrollo de conductas erróneas en el proceso lector. Como el léxico de entrada visual es reducido, cuando leen saltean el sistema semántico y usan una ruta directa que los lleva ya sea al *léxico de salida del habla* y luego al *léxico de salida grafémico*;

de esta manera leen en voz alta o copian sin comprender. Si la tarea consiste en que lean en voz baja e interpreten para sí mismos lo que están leyendo, efectúan una acción automatizada sin que los docentes puedan determinar qué representaciones acerca de lo que dice el texto se crean en sus mentes.

La palabra escrita

En los casos en que ni siquiera hay comprensión de las palabras que se leen, como sucede cuando un oyente está en los primeros grados de la escolaridad y copia letra a letra lo que ve, los sordos no alfabetizados pasan de manera directa desde el sistema de análisis visual a la copia letra por letra mediante un mecanismo de conversión de grafemas en fonemas. Pueden tener carpetas muy prolijas y hacer sus tareas escolares rutinariamente con ayuda de alguien que les explica o traduce en señas lo que dice el texto y ser totalmente incapaces de comprender una oración que ellos mismos han escrito. Cuando la actividad consiste en redactar espontáneamente un pensamiento, se pone en evidencia lo que podemos denominar la particularidad del déficit lingüístico de la mayoría de los sordos prelingüísticos: el agramatismo sintáctico. El producto escrito no refleja ni la gramática oracional de la lengua que se está utilizando, ni tampoco la gramática textual. Pueden en algunos casos producir una serie de oraciones simples sin estructuras ni dependencias sintácticas o, en el caso de que la lengua natural de la persona sorda sea la lengua de señas, escriben oraciones que poseen la sintaxis de la lengua de señas y el vocabulario –sin flexión ni derivación– de la lengua que intentan escribir. Los problemas que se pueden presentar por déficit en el retén grafémico se perciben con claridad en la escritura espontánea, no así en la copia.

Anexo

La experiencia de oír con un implante coclear es fascinante, tanto para el usuario como para el espectador; al primero este hecho puede cambiarle su forma de vida, al segundo maravillarlo hasta llevarlo a pensar que se encuentra viviendo una película del futuro. El implante coclear es la ciencia de hoy, sin embargo, hay mucha ficción todavía en cuanto a lo que se sabe acerca de los beneficios para la persona sorda. Este apartado tiene como objetivo profundizar el conocimiento acerca de cómo incide este dispositivo en la adquisición y desarrollo del lenguaje en un niño sordo.

En estos días circulan por internet videos muy interesantes sobre cómo oyen las personas con implantes cocleares y justamente su contenido puede utilizarse para reflexionar sobre la relación entre el lenguaje y esta tecnología. Un video muestra la performance de audición que tiene un sordo poslocutivo que recibe un implante coclear;

es asombroso ver de qué manera esta persona ingresa al mundo del sonido y lo percibe con un grado de fidelidad muy semejante a lo que puede escuchar un oído humano. El hecho es fantástico y además de ser una verdad que personalmente puedo avalar –recibí un implante coclear a los 45 años, luego de haber quedado sorda desde los 5 y usado audífonos hasta la edad del implante– importa dejar en claro que no sólo es relevante la calidad de sonido cuando se usa el implante; hay cuestiones lingüísticas que deben tenerse en cuenta para obtener resultados satisfactorios.

Ya dije que uso un implante coclear desde hace pocos años y creo que relatar lo que ha sido mi experiencia de oír con ese dispositivo puede ayudar a comprender lo que quiero exponer en esta parte del libro. Cuando tomé la decisión de hacerme la cirugía –decisión que me llevó diez años de meditación– entré en pánico porque ello significaba operar el oído derecho, por el cual –según yo– podía entender el lenguaje, y no el izquierdo, con el que sólo puedo percibir algunos sonidos. Digo *según yo,* porque hasta no haber escuchado con el implante coclear no me había dado cuenta de que en realidad no percibía nada de lenguaje con ninguno de los dos audífonos. Sólo escuchaba algunos sonidos y estaba acostumbrada a ellos, creía que escuchaba otros pero en realidad los percibía por vibración o por lectura labial. Un ejemplo de ello fue lo que sucedió con el sonido /*S*/ relatado en el primer capítulo. Me aterraba la idea de estar un mes –hasta que encendieran el implante– sin audífono en el oído derecho, ya que sabía que con el izquierdo apenas percibía algunos sonidos ambientales; sin embargo, grande fue mi sorpresa cuando finalmente podía comunicarme casi como cuando usaba el audífono. El día del encendido fue algo alucinante, oía ruidos que nunca había escuchado: el silbido de una pava, el sonido de las escaleras mecánicas, el tictac del reloj, entre muchos otros, pero cuando la gente hablaba no entendía nada. Era otro idioma, otra lengua, no el español que yo conocía. La experiencia fue impactante, pasé de oír a la gente hablar en *cámara lenta* a empezar a reconocer auditivamente, durante seis meses de terapia, palabras simples como colores o números. Con el encendido, el implante funcionaba a una velocidad más lenta y me daba la sensación de haber leído los labios antes de que terminara de oír lo que la gente decía. En efecto, este hecho explicó algunas situaciones cuando yo me comunicaba con la gente usando audífonos y leyendo los labios: a veces me sorprendía porque los demás no habían terminado de oír lo que otros hablaban cuando yo ya percibía lo que se estaba diciendo.

El proceso de leer los labios, cuando se posee habilidad para hacerlo, se realiza a gran velocidad, pues no se leen cada uno de los movimientos de la boca, sino que se salta de palabra en palabra, se desambigua la palabra en el contexto o por la frecuencia de aparición –como sucede cuando se oye–. Eso se suma a una lectura simultánea de rostros, del contexto, de actitudes, posturas y miradas. En definitiva, la comunicación es todo eso: texto y contexto. De esta forma a veces se puede llegar a tener más información que un oyente pero otras veces se puede terminar realizando una construcción totalmente errónea de lo que se intenta interpretar. Sentir en el oído –con el implante coclear– el mensaje emitido por la voz humana de manera desfasada a la lectura labial se asemeja a ver la televisión con el audio sin sincronizar. Esta percepción cambió al poco tiempo, ya con la segunda calibración realizada al implante lo que leía en los labios armonizaba con lo que oía. A los seis meses de terapia auditiva verbal levanté el teléfono y entendí todo lo que escuchaba, recién entonces pude oír sin leer los labios. De un día para otro mi cerebro aprendió a escuchar con un procesador digital de sonido y todas las palabras leídas en libros y labios tuvieron sonido.

Este proceso que acabo de relatar no es igual en todas las personas sordas que reciben un implante coclear, lo que sí es similar en todos los casos –positivamente implantados– es que todos oímos con la fidelidad de sonido que se muestra en el video comentado; lo que no es análogo es cómo entendemos lo que oímos. La comprensión del lenguaje oral –igual que el escrito– no es algo que sucede de manera pasiva en el individuo, pues el lenguaje no viene del exterior sino que está en nuestra mente. Lo que proviene de afuera es solamente sonido. Para quien nace con audición esto no se percibe pues desde el primer momento de vida oye todos los sonidos e inmediatamente su sistema de reconocimiento auditivo categoriza aquellos que son ambientales de los que son lingüísticos; de esta manera discrimina los sonidos de la lengua que oye a su alrededor. Cuando se oye por primera vez con el implante coclear no se percibe la distinción entre sonidos del habla y sonidos del ambiente. Todo suena igual, como me sucedió mientras picaba cebolla sobre una tabla de madera y el sonido que percibía era exactamente igual a cuando la fonoaudióloga repetía: *escuchá, escuchá, escuchá*, en las primeras sesiones de la terapia. Tan similar lo percibía que mientras cortaba la cebolla giraba mi cabeza buscando a quien me repetía que escuche.

Otra vez podemos utilizar la analogía con el sistema visual para comprender el desarrollo lingüístico de alguien que posee implante coclear. Cuando Oliver Sacks (1997) narra la historia de una persona que pierde la visión a temprana edad y luego de una cirugía, comienza a ver el mundo por primera vez presenta un escenario que puede ser transferido al de un sordo que oye por primera vez con un implante coclear.

Cuando Virgil[14] decide operarse la vista, nunca había pensado que se encontraría con el serio inconveniente de que a partir de ese momento comenzaría a ver todo, sin saber qué veía. Todo su mundo mental había sido construido mediante el tacto y la audición y desde entonces estas representaciones ya no poseían ningún punto de encuentro con lo que sus ojos le mostraban. Para los que nacen sin problemas en la visión este hecho puede parecer inaudito, ya que no hay conciencia de que desde ese momento creamos un mundo visual en donde objetos, conceptos, significados y nombres establecen relaciones que sólo pueden realizar los miembros de la especie humana.

Este mundo no está allí afuera y es descubierto, sino que es creado gracias a la maravillosa capacidad que poseemos por el simple hecho de tener mente y sistemas

---

[14] Virgil es el protagonista del artículo "Ver y no ver" del libro *Un antropólogo en Marte*. Sobre ese artículo se hizo la película que se conoce con el título traducido al español como *Amor a primera vista*.

perceptivos especializados. Virgil, que había construido su mundo desde la ceguera, lo que ahora veía carecía de significado, era un todo que no tenía coherencia, una suma de luces, sombras, tamaño, movimientos y color, aunque no podía saber cuál de esos colores que ahora veía era el amarillo ni cuál era el rojo. Si uno recuerda una escena de la película basada en el artículo de Sacks[15], el protagonista tenía en frente la fotografía de una manzana y por más que la miraba y el doctor le decía que eso que estaba viendo era una manzana, no podía establecer ninguna relación hasta que pusieron una manzana de verdad en sus manos, la olió, la probó y la recordó. El comportamiento de Virgil, según palabras de Sacks, no era el de un hombre que veía, ni tampoco era el de un ciego, sino que parecía un hombre mentalmente ciego, capaz de ver pero no de descifrar lo que estaba viendo. Y además, su actitud ante lo que veía era muy particular, ya que sólo si alguien se lo pedía, podía señalar algo, pero no lo hacía en forma espontánea. Utilizar los ojos era para él algo muy poco natural y la realidad en muchos casos se le presentaba como una sobresaturación de imágenes, colores y sombras que sólo le despertaban deseos de cerrar los ojos y dejar de mirar. No tenía idea de la perspectiva ni del tamaño, todo estaba allí y necesitaba permanentemente del apoyo de los otros sentidos. Por ejemplo, le sucedía esto frecuentemente con su gato y su perro, que veía todos los días pero que no podía saber cuál era cuál, pues los dos eran de color negro y ambos se movían; todos los días los tocaba y mediante el tacto los reconocía, pero al día siguiente le pasaba lo mismo,

---

[15] A primera vista (*At First Sight*) del director Irwin Winkler.

era como si lo que aprendía con la vista sólo le durara un instante, luego lo olvidaba. Esto no le ocurría con las letras, que las reconocía haciendo una transferencia de lo que había aprendido mediante el tacto y la visión con letras de molde y en relieve, pero era incapaz de engarzarlas, no podía ver ni distinguir las palabras, tampoco podía ver a su gato como un todo, veía la pata, la cola, el hocico pero no podía conectar todo, necesitaba recorrer con el tacto ese todo y reconocerlo.

Es decir, que su gran dificultad estaba en que se había acostumbrado a la secuencialidad y le resultaba imposible percibir la simultaneidad; lo que acarreaba un gran problema para su aprendizaje porque no era como si se le enseñara a un niño, sino que su vida se había construido en un sistema de experiencias perceptivas con categorías diferentes, en las que predominaba un modo secuencial y una adaptación de su cerebro a esta forma de percepción. Empezar a ver implicaba un cambio radical, no sólo en el funcionamiento neurológico sino también en el funcionamiento psicológico, en la construcción del yo, de la identidad, pues los procesos perceptivos-cognitivos no sólo son fisiológicos, sino que también son personales, no es el mundo lo que uno percibe o construye, sino el propio mundo. Aprender a mirar no le resultó fácil, al principio, cuando tenía que encajar objetos en formas similares usaba el tacto, luego estudió los objetos y las formas y aprendió a hacerlo mediante la visión, buscó estrategias para darle sentido a lo que veía, por ejemplo, a partir de una determinada línea miraba su propia casa, sin salirse de ella porque un nuevo ángulo de visión le mostraba otro mundo. Debía estudiar el objeto y preguntarse a sí mismo cómo era, para después aprenderlo. Esto le resultaba tedioso porque su carácter no le ayudaba, su personalidad era pasiva, poco espontánea y poco resolutiva.

Cuando leí esta historia me pregunté si a los sordos que empezaban a oír por primera vez en su vida y en edad avanzada con un implante coclear, no les ocurriría algo similar. ¿Cómo construir un mundo secuencial, propio del sonido, desde una percepción simultánea de la realidad? ¿Qué procesos se ponen en juego entre el oír y el escuchar?[16]

El implante coclear[17] se realiza generalmente en personas cuya sordera se ocasionó por un trastorno sensorioneural. Este tipo de trastorno daña las células sensoriales encargadas de transportar el estímulo sonoro; a pesar de

---

[16] Aunque para la mayoría de las personas ambas palabras significan lo mismo, en los diccionarios la palabra *oír* está caracterizada por rasgos asociados a la naturaleza perceptiva y a la anatomía que permite dicha percepción; en cambio *escuchar,* se relaciona con la atención y la comprensión de lo percibido (Espasa-Calpe 1945, Larousse 2000). Esta distinción es de mucha utilidad en las personas que carecen de audición porque es la que permite, generalmente, explicar si las dificultades son de percepción o de comprensión. Cuando alguien que posee audífonos o implantes cocleares dice "Oigo pero no te escucho" está manifestando que puede oír hasta el sonido que produce la caída de un pequeño objeto o percibir que alguien está hablando, pero que no entiende lo que está diciendo, aunque se potencie la voz del hablante con un micrófono.

[17] Este aparato es un pequeño dispositivo electrónico, formado por una tira de electrodos que se implanta quirúrgicamente dentro de la cóclea, bajo la piel detrás del oído y que se conecta mediante un imán con un procesador del lenguaje que se encuentra en forma externa. A través de un micrófono, también externo, se captura el sonido entrante y mediante el procesador se transforma el sonido en señales eléctricas codificadas. Estos "códigos" se envían mediante un cable fino hasta el receptor-estimulador detrás del oído y este lo transmite a través de la piel por ondas de radio a los electrodos implantados en la cóclea. Las señales de los electrodos estimulan las fibras del nervio auditivo para enviar la información al cerebro donde es interpretada como sonido comprensible. El implante coclear pasa por alto las células sensoriales dañadas, convierte la palabra y el ruido ambiental en señal eléctrica, y envía esta señal al nervio acústico.

que muchas fibras del nervio auditivo permanecen intactas y están en condiciones de transmitir impulsos eléctricos al cerebro, no lo hacen porque no reciben estímulos de las células sensoriales dañadas. Cuando las pérdidas sensorioneurales son muy severas los audífonos no ofrecen resultados satisfactorios, pues sólo se consigue amplificar los sonidos, pero llegan distorsionados al cerebro y ello impide que se pueda obtener una correcta discriminación del habla. Cuando una persona sorda es implantada debe aprender a escuchar los sonidos del mundo, que se perciben como formas sin significado[18]. Los estímulos auditivos ingresan como ondas sonoras con propiedades específicas de la acústica –frecuencia, amplitud– y propiedades temporales –duración– o sea variaciones que se difunden en el espacio. Nuestro sistema perceptivo extrae constancias de las variaciones que se producen en la onda sonora, de esta manera se perciben todos los sonidos ambientales y también los que emiten los seres humanos (Basso: 2006; Belinchón: 1992). La persona implantada en edades posteriores a la edad en que un niño oyente aprende a hablar necesita de una ardua rehabilitación para dar significado a lo que oye y, particularmente, para comprender los sonidos del habla.

Esto no ocurre cuando el implante coclear se realiza a un niño de edad temprana –en la actualidad se lo hace a partir del primer año de vida– y el resultado es completamente diferente; desarrolla el lenguaje, es decir

[18] Es interesante asociar esto con lo que dice Diderot (1750) en sus *Cartas sobre los ciegos,* hablando de aquellos que ven por primera vez siendo adultos: "*Aprender a ver no es como aprender un nuevo idioma, sino como aprender el lenguaje por primera vez*".

que escucha y habla, progresivamente como cualquier niño oyente[19].

Cuando se percibe el habla lo primero que detectan, dicen los implantados, son los acentos, los tonos y los silencios. Es decir las propiedades formales del sonido. De la misma manera que el ciego de nuestra historia también ve solamente las propiedades formales de la imagen. Cuando se oye, las constancias se perciben en forma ordenada en una secuencia temporal, y esto nos llevaría a suponer que decodificar el habla sería simplemente transformar uno a uno los segmentos de la onda sonora en fonemas, y de allí combinar estos en palabras, que escuchadas unas tras de otras llevarían a entender los enunciados hablados. Pero sabemos que un mismo fonema puede tener diferentes representaciones fonéticas en contextos diferentes; entonces la persona implantada comienza a percibir diferentes sonidos y no encuentra regularidades para poder interpretarlos de la misma manera, de modo que mientras la señal del habla es continua, la percepción de los sonidos del habla es discreta o discontinua, es decir que cada fragmento no se encuentra separado de los otros, sino que retiene información de los otros fragmentos.

[19] La tarea de comprensión del lenguaje hablado en los implantados es el gran desafío de los profesionales, pues es justamente el umbral en donde, siguiendo la terminología de Hjelmslev la llamada expresión se distingue entre "sustancia de la expresión" –en el caso del implante coclear, el sonido y sus propiedades acústicas variables son procesadas mediante tecnología– y la "forma de la expresión" que implica un trabajo diferente, realizada por un procesador de naturaleza mental que categoriza las variaciones percibidas en unidades distintivas invariables. En palabras generales, estaríamos refiriéndonos al umbral entre los niveles fonéticos y fonológicos reconocidos por las distintas teorías lingüísticas.

La percepción del lenguaje oral se realiza casi sin esfuerzo consciente y con notable eficacia; esto lleva a pensar que es un sistema altamente flexible y adaptativo. Sin embargo, las dificultades que se presentan cuando se realizan implantes en diferentes edades y en distintas condiciones de adquisición lingüística previa llevan a suponer que el proceso no es tan sencillo y que debe haber algún componente más que incide en forma determinante en el éxito o fracaso de la comprensión de lo percibido.

Asimismo, la mera capacidad para discriminar claves acústicas no equivale a la capacidad para identificar los fonemas de una lengua, es decir que la cuestión que se plantea es: ¿cómo se realiza la integración de claves acústicas en la percepción de segmentos fonéticos discretos? ¿Cómo hará el sordo implantado para convertir los estímulos sonoros en unidades significativas, a partir de segmentos que si bien no tienen significados en forma individual son una parte de un todo? ¿Hay algo específico en el sistema perceptivo que haga este tipo de trabajo?

Cuando una persona implantada empieza a percibir sonidos por primera vez necesita de un período de adaptación al estímulo lingüístico que recibe para recién comenzar a comprender lo que oye. Algunos, los que han tenido la experiencia de escuchar alguna vez, realizan el proceso más rápidamente, pero otros sólo después de muchos años de uso pueden comprender el lenguaje y discriminar el habla por vía solamente auditiva (sin necesidad de leer además los labios). Muchos de ellos –que no han tenido ninguna experiencia previa de audición– no logran hacerlo nunca, apenas pueden reconocer e identificar algunos sonidos pero en forma icónica y no articulada. Ni siquiera la estimulación continua de la experiencia de oír con el implante, ni la rehabilitación, logran activar esa capacidad lingüística propia de la especie humana y que permite comprender lo que los otros hablan.

Podemos pensar que en los primeros casos han activado su competencia lingüística en algún momento de su infancia y luego, con la estimulación del sistema neural mediante el implante, la capacidad lingüística –en el sentido chomskiano– comienza a especificar las propiedades del sonido y a construir representaciones fonémicas mediante un estimulador artificial que conduce y traduce el sonido en estímulos eléctricos que son interpretados por aquella facultad y que realizan todo el proceso de discriminación y categorización de los sonidos en fonemas. El gran problema, y que necesita de investigaciones profundas para encontrar la forma de que dicho dispositivo coclear les sea útil, son aquellos casos en los que no hubo una experiencia previa de audición, no utilizó audífonos desde temprana edad y en forma significativa, no recibió una adecuada rehabilitación auditivo-verbal o simplemente construyó un sistema lingüístico de características estructurales diferentes a las que poseen los lenguajes orales, como es el caso de la lengua de señas. En estos casos el implantado percibe la estimulación sonora mediante el dispositivo coclear pero no interpreta ni categoriza los sonidos percibidos; esto nos permitiría suponer que la actividad neural que realiza este tipo de trabajo se encuentra dañada. No sabemos si pueden restablecerse o si pueden realizar una readaptación en su funcionamiento o funcionar con procesos parciales. El caso es que muchas personas que reciben implantes en las condiciones expuestas se desilusionan completamente en cuanto a las expectativas generadas al tomar la decisión y no lo utilizan más.

Escuchar con el implante coclear, por tanto, va más allá de lo que generalmente se informa por algunos medios. Llama la atención que muchas investigaciones y artículos científicos que tratan el tema de la audición enfocan solo los aspectos perceptivos vinculados con el sonido, los ruidos o los acúfenos dejando de lado la cuestión del desarrollo lingüístico en un aparte, para el tratamiento específico de patologías sin tomar en cuenta que la audición es requisito indispensable para el desarrollo del lenguaje y por ende, de la mente.

Bibliografía

Basso, Gustavo.(2006). *Percepción auditiva*, Buenos Aires:Universidad Nacional de Quilmes.

Belinchón, M ; Igoa y A. Riviere. (1994). *Psicología del lenguaje*. Madrid:Trotta.

Bickerton, Derek .(1994). *Lenguaje y especies*, Madrid:Alianza.

Bruner, J. (1990). *El habla en el niño*. Buenos Aires: Paidós.

Bruner, J.(2006). *Actos de significado. Más allá de la revolución cognitiva*, Madrid:Alianza.

Bruner, J. (1994). *Realidad mental y mundos posibles*, Barcelona:Cedisa.

Calvin. W y Derek Bickerton. (2001). *Lingua ex machina*, Barcelona:Gedisa.

Chomsky, N. (1986). *Reflexiones sobre el lenguaje*, Buenos Aires:Hachette.

Chomsky, N. (1989). *El conocimiento del lenguaje*, Madrid:Alianza.

Chomsky,N. (2001). *Reglas y representaciones*, México: Fondo de Cultura Económica.

Chomsky, N. (1999). *El programa minimista*, Madrid:Alianza.

Ellis, A; Young, A.(1992)*Neuropsicología cognitiva humana*. Barcelona:Masson.

Fodor, J.A.(1986). *La modularidad de la mente*, Madrid:Morata.

Garcia Orza, Javier. (2002). "Neurosicología cognitiva de la lengua de signos: una piedra de toque para el estudio del lenguaje, la visión, las emociones faciales y el movimiento" en *Revista de psicología general y aplicaciones*, N° 55, pag 89-104.

Halliday, M.A.K. (1982). *El lenguaje como semiótica social. La interpretación social del lenguaje y del significado*, México:Fondo de Cultura Económica.

Lenneberg, E. (1967). *Fundamentos biológicos del lenguaje*, Madrid:Alianza.

Marchessi, Alvaro.(1995). *El desarrollo cognitivo y lingüístico de los niños sordos*, Madrid:Alianza.

Pinker, Steven Y Ray Jackendoff. (2004). "The faculty of language: whats's special about it?" en *Cognition* N° 95.

Pinker, Steven. (2000). *Cómo funciona la mente*, Barcelona: Destino.

Pinker, Steven. (2001). *El instinto del lenguaje*, Madrid:Alianza Editorial.

Radelli, Bruna. (1994). "Agramaticalidad, ambigüedad sintáctica y metáfora: criterios e instrumentos para evaluar la adquisición de la competencia lingüística" en: *Revista Dimensión Antropológica*, Año 1, Vol. 1, INAH, México, 79 – 102.

Radelli, Bruna. (1994). "Naturaleza del lenguaje y problemas para la rehabilitación de los niños sordos" en *Memorias del Segundo Encuentro Internacional de Lingüística en el Noroeste.*Tomo 2, División de Humanidades-Universidad de Sonora, Hermosillo-México, Pp. 367- 382

Radelli, Bruna. (1997). "Significados sintácticos" en *Estudios de Lingüística Formal.* México:El Colegio de México, Pág. 237- 256.

Radelli, Bruna. (1998). *Nicola Vuole le virgole. Introduzione alla logogenia.* Bologna:Decibel-Zanichelli.

Sacks, Oliver .(1997). *Un antropólogo en Marte,* Colombia:Grupo Norma.

Salas, Patricia. (2010). *Narrativa, lenguaje y discapacidad auditiva*, Salta:Editorial de la Universidad Nacional de Salta.

Shallice, Tim .(1981). "Impairmens of semantic processing: Multiple Dissociations" en The Cognitive Neuropsychology of Language.

Sperber, D.y Deidre Wilson. (1994). *La relevancia,* Madrid:Visor.

Tecomemseh Fitch, W, Marc Hauser y Noam Chomsky. (2004). "The evolution of the language faculty: Clarifications and implications" en *Cognition* Nº 97.

Vigotsky, L.V. (1979) *El desarrollo de los procesos psicológicos superiores.* Barcelona:Grijalbo.

Viñals, Felisa y otros. (2003). "Aproximación neurocognitiva de las alteraciones de la lecto-escritura como base de los programas de recuperación en pacientes con daño cerebral" en *Revista española de neuropsicología* .N°5.

Wittgenstein, Ludwig. (1988). *Investigaciones filosóficas*, México:UNAM, Instituto de Investigaciones Filosóficas.

Reimpreso por Editorial Brujas • marzo de 2021 • Córdoba–Argentina

Made in the USA
Monee, IL
18 October 2026

66035247R00068